脳卒中・脳外傷者のための自動車運転

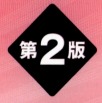
第2版

監修 林　泰史
　　 米本恭三

編集 武原　格
　　 一杉正仁
　　 渡邉　修

三輪書店

執筆者一覧 (執筆順)

米本恭三	東京慈恵会医科大学 名誉教授・元都立保健科学大学 学長
武原 格	東京都リハビリテーション病院リハビリテーション部長 東京慈恵会医科大学リハビリテーション医学講座 准教授
渡邉 修	東京慈恵会医科大学附属第三病院リハビリテーション科 教授
一杉正仁	滋賀医科大学社会医学講座法医学部門 教授
杉山光一	有限会社フジオート 代表取締役
熊倉良雄	国立障害者リハビリテーションセンター 自立支援局第二自立訓練部 肢体機能訓練課 自動車訓練室長
大場秀樹	東京都リハビリテーション病院リハビリテーション科 作業療法士
山嵜未音	東京都リハビリテーション病院リハビリテーション科 作業療法士
福田祐子	東京都リハビリテーション病院リハビリテーション科 作業療法士
高井真希子	東京都リハビリテーション病院リハビリテーション科 作業療法士
藤田庸子	東京都リハビリテーション病院リハビリテーション科 作業療法士
加藤徳明	産業医科大学リハビリテーション医学講座 助教
佐伯 覚	産業医科大学リハビリテーション医学講座 教授
蜂須賀研二	門司メディカルセンター 院長
小倉由紀	千葉県千葉リハビリテーションセンター リハビリテーション療法部 副部長 作業療法士
吉永勝訓	千葉県千葉リハビリテーションセンター センター長
林 泰史	原宿リハビリテーション病院 名誉院長

(執筆時)

第2版 序　文

　本著「脳卒中・脳外傷者のための自動車運転」の第1版が2013年6月5日に発刊されてから，早くも3年3カ月になる．その間にIOT（Internet of Things）の概念は一般化し，コンピューターサイエンスはモータリゼーションに大きな影響を与えた．自動車の安全性，交通環境の整備等の発展は目を見張るものがある．

　先日，東北地方の沿岸の町を訪れた際に住環境整備が進んでいる中で，住民たちにとっては移動手段の確保が生活上の大きな重要課題であり，皆さんの一致した意見であった．仕事や買い物，病院の受診，役場等の往復には自動車が必須で，一家に数台の車の保有（主に軽自動車）は少なくなかった．学生さんは自転車通学が多かった．

　公的な交通手段が充実している主要都市と地方では車に対するニーズがまったく異なっている．特になんらかの障害を有し移動の困難な方々にとっては，移動手段の確保はQOLそのものである．

　わが国の全人口の7割以上の方々が自動車免許を取得している今日，脳卒中や脳外傷の方々のほか，年々増加する高齢者の中には膝関節痛や腰痛等のために，移動が困難であったり，認知機能が低下している方々が少なくない．

　この機に及び，時流に合わせてさらに充実した第2版が発行されるのは望外の喜びである．本書では国内外における疫学的統計数値ならびに交通事故の実態，薬剤や法的知識等をupdateした．また「実車による評価と訓練」の章を新設，さらに各地の取り組みとして新たに福岡県，千葉県の施設におけるシミュレーターや実車による運転再開へ向けた取り組みを加えた．

　ところで，近年わが国では，信号機が不要で，ランニングコストが安価との理由で交差点にロータリーの設置を進めている．しかし広い用地が必要，運転の難しさのために，わが国では駅前広場にはみられても，幹線道路には少ない．

　ヨーロッパでは，古来ローマ時代にはすでに左側通行であり，わが国でも左側通行であった（江戸時代の大名行列の版画にみられる）．理由は定かでないが，ナポレオンが左から右側通行に変えたので，ナポレオンの軍隊に侵略されなかった国や英国とその植民地（のちに独立）には左側通行が続いたとされる．しかし，米国が右側通行であり左ハンドルの自動車のため，次第に追従する国が増えている．

　以上のように交通の様式が変わったり，自動車や自転車数の増加等で交通量が増えると運転者の認知機能や身体能力がいっそう求められる．また，AI（人工知能）を利用した自動車運転技術の研究開発により，さらなる危険防止機能の向上が期待される．

　そのような環境下に置かれている一般医師を意識して，「臨床医の判断―医学的診断書の作成にあたって」の章をまとめ，自動車運転の許可判断のポイント，診断書の書き方をわかりやすく解説した．診療の際にご利用いただきたい．

　本書の作成にあたっては，疾病により心身の障害を発症した方々の多くが運転再開を望んでおられる実情を念頭に置き，診療と実務，研究に携わり，多くの実績を有する著者にそれぞれ

の項を執筆していただいた．毎日の診療に忙しい先生方に深甚の謝意を表する．また第2版改訂にご尽力くださった（株）三輪書店社長の青山智氏と編集室の小林美智氏に心からお礼を申し上げる．

　本書が障害者の運転に携わるすべての職種の方々にとって，安全運転に向けた実務に必須の書となるよう願っている．

　2016年9月

東京慈恵会医科大学名誉教授
元都立保健科学大学学長

米本恭三

初版 序文

　障害者運転研究会主催の講演会は，毎回会場の収容人数を越える熱心な方々が参加され盛会である．

　まず，現在なぜ障害と運転が世の中の重要な課題になっているかを述べたい．

　各種の疾病に基づく中枢神経障害のうち，脳卒中による片麻痺は頻度が多く，中でも高次脳機能障害は自動車運転の再開に大きな問題となる．急性期が過ぎ，地域，在宅へ復帰するころには，障害者自身が再び運転したいと希望する場合が7割近いとされる．医療サイドが運転はダメと告げるのは簡単であるが，その後3カ月，6カ月が過ぎるころには症状が安定し，運転再開可能（しばしば条件付き）となってくる方々がいる．医療関係者側に相談せずに運転を始めている場合もある．心身機能の正しい評価のもとに運転可能を決定し，障害者の安全な自動車生活を継続的に支援することはわれわれの重要な使命といえる．

　2011年（平成23年）4月18日，栃木県鹿沼市において，クレーン車の暴走によって多数の学童に死者が出たという痛ましい事件が発生した．クレーン車の運転手がてんかん発作で意識喪失をきたしたためとされている．今日まで，運転中の心疾患発症，糖尿病治療薬による低血糖発作，睡眠時無呼吸症候群や睡眠薬，精神安定剤，風邪薬などの薬物による居眠り等で事故が発生したニュースは絶えることがない．

　前述のてんかんについては，日本てんかん学会では"てんかんに関わる発作が投薬なしで過去5年間なく，今後も再発のおそれがない場合を除き，通常は大型免許および第二種免許の適性はない"としている．日本神経学会でも「てんかん治療ガイドライン2010」の中で，てんかん患者でも運転免許が許される場合を明示し，それは主治医の診断書もしくは臨時適性検査に基づいて行われるとしている．

　血管障害・事故の後遺症や薬物使用と運転可否についての指針はあるが，身体機能障害，脳機能障害，高次脳機能障害その他成人病や医学的管理を要する疾病など障害者の病態が一人ひとり異なっているため現場では判断に難渋することが少なくない．したがって，担当する医師も運転再開可否の判断基準が曖昧なために診断書を書きにくいとされる．

　今日，自動車の運転は人々の足として定着している．運転免許証を取得している人数は全国民の約70％に及ぶといわれ，驚きである．公的交通機関の発達した都市部より，交通インフラの乏しい地方では住民の毎日の生活に自動車は欠くことのできない存在となっている．1家に2台，3台の自動車保有は珍しくない．

　2011年（平成23年）3月11日の東日本大震災と大津波の襲来により，多くの家屋，工場，車両が流出した．多数の死者とともに生存不明者が生じ，瓦礫の下や海中の大規模な捜査が行われた．潜水服を身に付けた方々が海底に見た光景は，倒壊して沈んでいるおびただしい家々と軽自動を含む自動車であったという．それは東北地方で車が人々の生活の一部になっていることを如実に物語っている．被災された方々に多い希望は，自動車が欲しい，ガソリンが欲しいというものであった．

すでに36〜37年も前のことになるが，ワシントン州立大学医学部の客員教授のため，一家でシアトルに住んでいたころのことである．公道で80代，90代の高齢の人たちが運転しているのをしばしば見受けた．お年のため円背になり背丈の縮んだ女性が，首を持ち上げて運転するさまは子どもが運転しているかと見誤ることさえあった．懇意にしていた教授たちの中には，伴侶に先立たれて，独り身となり車を運転する人が居なくなったり，高齢のため運転をやめたという方々がいた．すると，食料を買いにスーパーへ行けない，遊びや友達付き合いが疎遠になる等々の理由で，家を売り有料のホームへ入居される場合が少なくないのを知った．高齢化に伴う環境の変化の中で，特に核家族化の進行がその大きな理由であろう．わが国もその轍を踏んでいるように思える．

　すべての医療人が障害と運転に興味を持って学び，障害の評価と運転の可否についての正しい知識と対応を身につけ，どのようにすれば障害者の希望を叶えられるかを考えてほしい．

　本書は，長年にわたって診療と実務に携わり，豊富な研究をされてきた先生方に執筆をお願いしている．日々障害者と真摯に対応しておられる皆様の座右の書として実務の一助になることを願っている．

2013年4月

東京慈恵会医科大学名誉教授
元都立保健科学大学学長
米本恭三

目次

第2版 序文 …………………………………………………………… 米本恭三 iii	
初 版 序文 …………………………………………………………… 米本恭三 v	

第1章　現状とニーズ …………………………………………………… 武原　格　1

はじめに ……………………………………………………………………………… 1
社会的現状と問題点 ………………………………………………………………… 1
臨床現場の現状と問題点 …………………………………………………………… 2
研究活動の現状 ……………………………………………………………………… 2
患者・医療関係者の現状とニーズ ………………………………………………… 2
患者が望む支援 ……………………………………………………………………… 3
医療関係者が知りたい情報 ………………………………………………………… 3

第2章　脳卒中・脳外傷の疫学 ………………………………………… 渡邉　修　6

脳卒中 ………………………………………………………………………………… 6
　1．脳卒中患者数 ………………………………………………………………… 6
　2．日本脳卒中データバンクによる脳卒中の内訳，発生頻度 ……………… 6
　3．脳卒中後の自立性 …………………………………………………………… 7
　4．脳卒中後の高次脳機能障害の合併 ………………………………………… 7
脳外傷 ………………………………………………………………………………… 8
　1．脳外傷者の年齢層 …………………………………………………………… 8
　2．脳外傷の機序，分類および重症度 ………………………………………… 9
　3．脳外傷の発生数，重症度割合，有病者数 ………………………………… 10
　4．頭部外傷データバンクにおける重症脳外傷の内訳 ……………………… 11
　5．脳外傷者の障害像 …………………………………………………………… 11

第3章　交通事故の実態 ………………………………………………… 一杉正仁　13

わが国における交通事故の発生状況 ……………………………………………… 13
　1．交通事故死傷者および事故件数の年次推移 ……………………………… 13
　2．年齢別の死傷者 ……………………………………………………………… 14

3．状態別の死傷者 ………………………………………………………………………14
　　　4．シートベルト着用率，チャイルドシート使用率の変化 ……………………………15
　自動車運転とその背景 …………………………………………………………………………17
　　　1．運転免許 ………………………………………………………………………………17
　　　2．保有車両 ………………………………………………………………………………17
　交通事故と経済損失 ……………………………………………………………………………17
　世界における交通事故の実態 …………………………………………………………………18
　まとめ ……………………………………………………………………………………………20

第4章　運転に求められる身体機能 …………………………………武原　格　21

　はじめに …………………………………………………………………………………………21
　法令上の規定 ……………………………………………………………………………………21
　身体機能障害と運転の実際 ……………………………………………………………………22
　　　1．運動機能とADL ………………………………………………………………………22
　　　2．失語症 …………………………………………………………………………………23
　　　3．視野障害 ………………………………………………………………………………24
　　　4．年齢 ……………………………………………………………………………………24
　　　5．問題点 …………………………………………………………………………………24

第5章　運転に求められる高次脳機能 ………………………………渡邉　修　27

　はじめに …………………………………………………………………………………………27
　自動車運転の概念的モデルと関連する高次脳機能 …………………………………………27
　　　1．strategic level …………………………………………………………………………28
　　　2．tactical level および operational level ………………………………………………28
　神経心理学的検査における評価 ………………………………………………………………29
　運転が可能な高次脳機能障害者の安全運転のための配慮 …………………………………30

第6章　運転に際して留意すべき疾患 ………………………………一杉正仁　33

　はじめに …………………………………………………………………………………………33
　運転中の体調変化が事故につながる …………………………………………………………33
　　　1．内外の実態 ……………………………………………………………………………33
　　　2．わが国における職業運転者の実態 …………………………………………………34
　特に注意すべき疾患 ……………………………………………………………………………35

1．高血圧··35
　　2．糖尿病··35
　　3．アレルギー性疾患··36
　　4．失神··36
　　5．睡眠障害··37
　　6．てんかん··37
　　7．認知症··38
　事故予防を目的とした疾患管理の重要性··························39

第7章　薬剤と自動車運転 ··一杉正仁　42

　薬剤の副作用と自動車の運転··42
　代表的な薬剤と諸症状··43
　　1．眠気，ふらつき，全身倦怠感··································43
　　2．血糖低下，血圧低下···44
　　3．眼症状等··44
　　4．抗癌剤··44
　市販薬について··45
　添付文書と薬剤の選択··45
　適切な服薬指導··46

第8章　運転再開に際して求められる法的知識 ················一杉正仁　48

　自動車運転と法律··48
　自動車運転免許制度···48
　障害と自動車運転免許··49
　身体の障害と自動車運転免許···50
　　1．身体機能··51
　　2．視機能··51
　　3．聴覚機能··51
　疾病と自動車運転免許··52
　医学的見地に基づく現行制度の問題点······························52
　　1．自己申告が原則となっていること····························52
　　2．診断書記載の困難さ··53
　　3．医学的判断について··53
　　4．医師の任意通報制度について··································53
　まとめ··54

第9章　諸外国の障害者運転への法的対応 ……………… 渡邉　修・米本恭三　55

はじめに……………………………………………………………………………………55
運転事故と背景となる医学的要因…………………………………………………………55
障害者の運転再開に関する報告……………………………………………………………56
障害者に対する運転免許証の許可に関する規約…………………………………………57
　　1．欧州連合の運転免許に関する指令（EU運転免許制度）…………………………57
　　2．英国での仕組み………………………………………………………………………57
　　3．米国での仕組み………………………………………………………………………58
運転適性に関して，DVLAが医療専門職に向けて示しているガイドライン……………58
　　1．神経学的疾患…………………………………………………………………………60
　　2．心血管疾患……………………………………………………………………………61
　　3．糖尿病…………………………………………………………………………………62
　　4．精神疾患………………………………………………………………………………62
　　5．薬物・アルコール依存症……………………………………………………………63
　　6．視覚障害………………………………………………………………………………63
　　7．腎障害…………………………………………………………………………………64
　　8．呼吸障害………………………………………………………………………………64
　　9．その他…………………………………………………………………………………64
まとめ………………………………………………………………………………………64

第10章　運転再開のための自動車改造 ……………………… 杉山光一・武原　格　66

はじめに……………………………………………………………………………………66
歩み…………………………………………………………………………………………66
運転補助装置の種類…………………………………………………………………………67
　　1．ハンドル………………………………………………………………………………67
　　2．ウインカー，ワイパー………………………………………………………………68
　　3．ライト点灯，切換……………………………………………………………………68
　　4．シフトレバー…………………………………………………………………………69
　　5．サイドブレーキ………………………………………………………………………69
　　6．ペダル操作（ブレーキ，アクセル）………………………………………………70
　　7．その他…………………………………………………………………………………70
運転補助装置の特徴…………………………………………………………………………71
入手方法……………………………………………………………………………………72
選定…………………………………………………………………………………………73

安全基準と責任··73
　　経済的な補助等··74
　　まとめ··75

第11章　ドライビングシミュレーター（DS）による運転評価········一杉正仁　76

　DSの普及··76
　DSに関する法規··76
　　1．自動車教習所における利用··76
　　2．機種の認定について··77
　　3．高齢者講習で使用する機器··77
　DSの利点について··78
　　1．短時間で高次脳機能を加味した運転能力を確認できる·············79
　　2．状況を自由に設定できる··79
　　3．再現性がある··79
　　4．簡便で恐怖感が少ない··79
　　5．自らの運転能力を把握できる··79
　DSによる操作結果の評価··80
　脳損傷者の運転再開に向けたDSの応用·····································81
　　1．患者が求めていること··81
　　2．DSの臨床応用···81
　　3．簡易型シミュレーター··82
　まとめ···83

第12章　実車による評価と訓練·······························熊倉良雄　84

　はじめに··84
　運転評価と運転訓練の流れ··84
　運転評価··85
　　1．運転適性検査機器での評価··86
　　2．視覚の評価···86
　　3．運転操作力測定器での評価··86
　　4．記憶に関する評価···87
　　5．実車による評価··87
　運転訓練··90
　　1．注意障害···91
　　2．遂行機能障害··91

xi

| 3．記憶障害···92
| 4．失語症···92
| 5．運動障害（右半身）···92
| 教習所に運転評価や教習を依頼する前の確認事項···92
| まとめ···93

第13章-① 運転再開に向けた地域での取り組み
―東京都リハビリテーション病院における取り組み
·········大場秀樹・山嵜未音・福田祐子・高井真希子・藤田庸子・武原　格　94

   はじめに···94
   当院の取り組み···95
       1．当院の自動車運転再開支援の流れ···95
       2．当院で使用しているシミュレーター···96
       3．情報提供···97
   評価···98
   個別介入··100
   自動車教習所との連携···101
   症例提示···101
   まとめと今後の展望··106

第13章-② 運転再開に向けた地域での取り組み
―産業医科大学における取り組み
··加藤徳明・佐伯　覚・蜂須賀研二　108

   はじめに···108
   当院の自動車運転再開支援の開始··108
   簡易自動車運転シミュレーターの開発··109
   症例提示··110
   高次脳機能障害者の自動車運転再開の指針Ver.2の紹介··111
   症例提示··113
   当院の現状と課題··114
   まとめ···115

第13章-③ 運転再開に向けた地域での取り組み
—千葉県千葉リハビリテーションセンターにおける取り組み
小倉由紀・吉永勝訓 117

- はじめに······117
- 評価の流れと内容······117
  - 1．二段階評価システムの概要······117
  - 2．実車前評価······117
  - 3．実車評価······119
  - 4．評価結果の検討······121
- 評価実績と実車評価······121
  - 1．評価対象者と結果······121
  - 2．実車評価の有用性······122
  - 3．「条件付き運転可能」の設定······122
- 関係機関との連携と支援者育成······122
- 症例提示······123
- 今後の課題······126

第14章 臨床医の判断—医学的診断書の作成にあたって
武原　格・林　泰史 128

- はじめに······128
- 医学的問題について······128
  - 1．診断書作成時期······129
  - 2．内服薬······129
  - 3．画像所見······129
  - 4．診察所見······130
  - 5．医学的診断書について······131
- まとめ······135

第15章　Q&A ······137

付表　道路交通法・道路交通法施行令・道路交通法施行規則······146

索引······156

第1章 現状とニーズ

武原 格
東京都リハビリテーション病院リハビリテーション部長

Key Questions
① 現行の免許制度の問題点は？
② 患者が望んでいる自動車運転再開のための支援とは？
③ 医療関係者が直面する自動車運転に関わる問題とは？

はじめに

　障害者が自分で自動車を運転できることは，買い物やレジャー等の日常生活だけでなく，就労や通勤といった社会参加をするうえでも大きな力となる．また自動車運転免許証は，身分証明書としての役割も大きく，社会生活を営むための財産の1つともいえる．

　脳損傷者の場合，明らかな身体障害だけでなく，注意障害や記銘力障害，遂行機能障害等の外見では判断できない高次脳機能障害を有している場合も多く，運転再開に際し問題となることも少なくない．しかし多くの医療関係者は，自動車運転を再開している脳損傷者の現状や問題点についての知識が不足しており，また患者が具体的にどのような支援を望んでいるのかといったニーズについても把握していない．

　近年，リハビリテーションの領域において，自動車運転再開を望む多くの脳損傷者に対応すべく，自動車運転再開支援の動きが活発になっている．

　本章では，脳損傷者の自動車運転再開の現状ならびに問題点と，医療関係者や患者からのニーズを中心に解説する．

社会的現状と問題点

　現在，自動車運転免許保有者は全国で8,200万人を超え，年々増加している．また身体障害者に対する条件付運転免許の保有者も約25万人となっている．条件付運転免許は，大きく補聴器の使用，身体障害者用車両に限定，義手・義足の条件に分けられる．そのうち身体障害者用車両に限定されている人数は約20万人と80％を占めている[1]．

　また加齢に伴い交通事故死亡者は増加している．そのため自動車運転免許証の更新時に70歳以上の高齢者講習に加え，2009（平成21）年6月より75歳以上では認知機能検査である講習予備検査が開始された[2]．

　運転免許取得後に障害を生じた場合，運転免許センターで臨時適性検査を受ける必要がある．

しかし，患者自身の自己申告がなされなければ，臨時適性検査を受けずに免許更新も可能である．また高次脳機能障害患者でも，75歳未満なら認知機能検査なしに免許更新ができる等の問題が存在する．

臨床現場の現状と問題点

　リハビリテーション病院を中心に，自動車運転再開に向けた支援活動が行われている．多くの病院で行われている方法では，理学療法士（以下，PT），作業療法士（以下，OT），言語聴覚士（以下，ST）等，多職種により身体機能・高次脳機能評価が行われ，カンファレンスで運転再開の可能性について検討される．運転再開可能と判断されれば，臨時適性検査の受検等，具体的に運転再開の手続きを進めるという形式である[3〜5]．自動車運転技能の評価は，教習所と協力して行うものが中心である[3]．実践的な試みとして，ドライブレコーダーを使用し，実生活の中で行われている運転状況を評価するという報告もある[6]．

　運転再開を検討する際に問題となるのは，やはり高次脳機能障害と失語症である．どの程度の障害までなら一般ドライバーと事故率に差がないのか，または事故を起こしたときに適切に状況説明ができるのか等，わが国において一般的な見解はない．運転再開可能と考える判断基準を高く設定すれば，本来運転再開できる患者が運転できなくなり，低く設定すると危険な運転者を生み出す結果となる．他国の高次脳機能検査基準をわが国にあてはめることも，交通法規の違いがあるため参考程度に留めるべきであろう．多くのリハビリテーション病院では，ドライビングシミュレーター（以下，DS）の導入や教習所との連携は困難である．そのため，今後多くの病院で活用できる，安価かつ簡便なスクリーニング検査の作成が望まれる．

　また医師の協力が得られないことも大きな問題である．OTが中心となりチームアプローチが行われているが，医師が含まれたチームは少ないのが現状である．医師は，患者の医学的問題点や内服薬等，運転中の事故につながる全身状態を把握しているため，ぜひチームの一員として必要である．また運転能力に関する医学的診断書を記載するため，責任は重い．しかし，医師の自動車運転再開に関しての関心は低く，積極的支援ができていないのが現実である．

研究活動の現状

　脳損傷者の自動車運転再開に関する研究も活発に行われるようになってきた．日本作業療法学会をはじめ，日本高次脳機能障害学会，日本リハビリテーション医学会等の学術集会での発表が増加している．特に第44回日本作業療法学会において，山嵜ら[7]が「当院における自動車運転支援の取り組み」で学会長賞を受賞したことは，その注目の高さがうかがえる．また日本交通科学学会は，1965（昭和40）年に設立された歴史の長い学会である．交通安全および被害軽減対策の科学的取り組みの重要性を発信している．近年認知機能の問題や障害者の自動車運転に関して，シンポジウムやセッションを設けており，リハビリテーション領域からの積極的参加が望まれる学会である．

患者・医療関係者の現状とニーズ

　東京都リハビリテーション病院では，2008（平成20）年に障害者自動車運転研究会が発足した（http://www.reha-drive.jp/）．医師，PT，OTで構成され，臨床，研究，啓発の3本柱で活

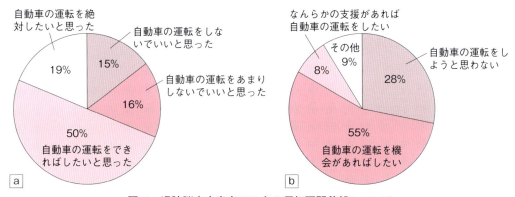

図 1 退院脳卒中患者 525 名の運転再開希望について
a：退院時の運転再開希望について
b：現在，運転を再開していない人を対象に，今後の運転再開希望について

動を行っている．われわれが行った研究および講演会アンケートをもとに，患者および医療関係者が望む運転再開支援のニーズについて解説する．

患者が望む支援

東京都リハビリテーション病院から自宅に退院した脳卒中患者 525 名に行ったアンケート調査[8]をもとに説明する．

脳卒中発症前に運転をしていた人は 118 名であり，運転を再開していた人は 42 名（35.6％）であった．退院時に車の運転再開を 70％近くの人が希望しており，退院後車の運転を再開していない人でも，60％以上の人がまた運転を再開したいと希望していた（図 1）．退院時運転再開を希望しなかった理由としては，身体および認知機能の問題を挙げているが，他にもなんとなく怖いから，運転中に急に病気が起こるかもしれないからといった，適切に助言ができていれば不安を解消し，運転再開につなげられたと考えられるケースも存在していた（図 2）．

支援方法については，自動車運転に関しての相談や講習の希望が最も多く，DS や教習所での訓練が続いている（図 3）．これらの結果からわれわれは，自動車運転に関するさまざまな知識を高め，適切な情報を患者に提供できるようになる必要がある．

また運転再開を誰に相談したかについては，家族が最も多く，次いで医師に相談であるが，誰にも相談していないが同数存在しており，運転を再開している人の約 25％は自己判断で運転を再開していることとなる（図 4）．患者からの運転希望に受動的に対応するだけでは，患者の運転再開希望を十分引き出せていないことがわかる．

われわれは運転技能に重点を置くため，DS の導入や教習所との連携を第一に考える．しかしこのアンケート結果から，患者は自身の運転ニーズが理解され，運転再開の条件や流れを説明してもらう機会を望んでいることがわかる．

医療関係者が知りたい情報

障害者自動車運転研究会では，年に 1 回講演会を行っている．2011（平成 23）年 1 月に行われた講演会には 181 名の参加があり，このうち PT，OT，ST の合計人数は 166 名であった．講演会で行ったアンケートをもとに，医療関係者が直面している事態と必要とされる情報につい

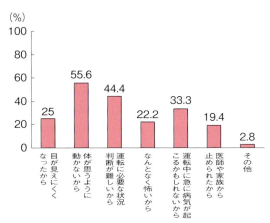

図2 脳卒中患者が退院時に運転再開を希望しない理由（複数回答）

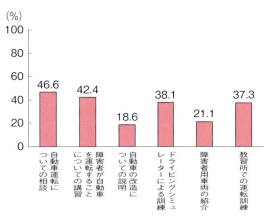

図3 脳卒中患者の望む運転支援（複数回答）

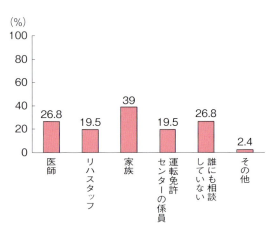

図4 脳卒中患者の運転再開時の相談相手（複数回答）

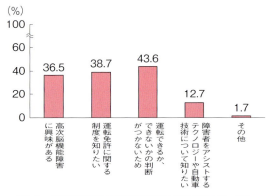

図5 障害者自動車運転講演会の参加目的（複数回答）

て解説する．

アンケートに回答した人の約半数が，自動車運転に関して困っている患者に直面していた．講演会の参加目的については，「運転できるか，できないかの判断がつかないため」，「運転免許に関する制度が知りたい」が多かった（**図5**）．つまり，自動車運転を希望する患者に臨床場面で直面したときに，どのように対応すればよいのかという知識が求められていた．

アンケートから得られた自動車運転にかかわる問題は大きく5つに集約される（**表1**）．この中で，運転再開への流れについては，正しい知識を習得することで解決できるであろう．しかし，他のものは容易ではない．運転再開の可否は，最終的に運転免許センターで行われるが，視野欠損や注意障害，記銘力障害等の高次脳機能障害は見過ごされることが少なくない．医学的問題の共有化が焦点であり，今後教習所や運転免許センター等と協力体制を築いていく必要がある．医師にとって，運転能力に対する医学的診断書は，まだ一般的によく遭遇するものではない．そのため，安易に運転を禁止または容認することが考えられる．今後免許を保有して

表1 障害者自動車運転研究会でのアンケートから得られた自動車運転にかかわる問題

1. 運転再開への流れがわからない
2. 運転再開可能かどうかの判断が困難
3. 運転ができなくなった場合の日常生活や復職の問題
4. 安全運転が困難な患者の病識欠如
5. 免許更新時や臨時適正検査受検時に，医師が記載する診断書関連の問題

いる障害者が増加するため，医師に対する啓発が必要である．

講演会参加者からは，「実例をもとに自動車運転再開までの流れや介入方法を知りたい」，「免許更新できたケース，事故を起こしたケース等を知りたい」といった症例を通した知識が求められていた．学会や研究会等で，数多くの症例報告がなされ，知識の共有化が進み，多くの患者に対して自動車運転支援が実現できることを期待したい．

高齢化と医療の進歩により，障害を持った運転者が今後も増加するものと思われる．医療がかかわらず徐々に進行していく認知症の自動車運転と異なり，脳損傷者の場合は少なくとも急性期において医療が必ずかかわっている．また，その後回復期，維持期と医療との関係は継続していく．そのため，すべての医療関係者は，脳損傷者の自動車運転にかかわる機会がある．

橋本ら[9]が指摘した「臨床場面において，脳血管障害者が自動車の運転を希望する場合，運転の判断基準は不明確で，比較的あいまいな根拠でそれを黙認，あるいは禁止してしまう場面は少なくない」ということがないようにすべきである．

今後，医療のみでなく，さまざまな職種を交えた社会的な取り組みが必要とされ，今こそわれわれが踏み出すときである．

● 文献

1) 警察庁交通局運転免許課：運転免許統計平成27年度版．Available from URL：http://www.npa.go.jp/toukei/menkyo/index.htm（2016年7月10日引用）
2) 内閣府政策統括官：平成28年度版交通安全白書2010．Available from URL：http://www8.cao.go.jp/koutu/taisaku/h28kou_haku/index_zenbun_pdf.html（2016年7月10日引用）
3) 加藤貴志，他：脳損傷者の高次脳機能障害に対する自動車運転評価の取り組み─自動車学校との連携による評価CARDについて．総合リハ **36**：1003-1009, 2008
4) 武原 格：実践講座 脳損傷者の自動車運転─現状と課題．総合リハ **38**：457-461, 2010
5) 佐藤伸和，他：「ドライブ・オギノ ver1.1」の紹介─自動車運転の再開を援助する取り組み．OTジャーナル **45**：175-179, 2011
6) 加藤貴志，他：高次脳機能障害者に対するドライブレコーダーを用いた実生活上の運転状況評価．総合リハ **37**：961-965, 2009
7) 山嵜未音，他：当院における自動車運転支援の取り組み．日本作業療法学会抄録集（CD-ROM）**44**：P391, 2010
8) 武原 格，他：脳卒中患者の自動車運転再開についての実態調査．日交通科会誌 **9**：51-55, 2009
9) 橋本圭司，他：脳血管障害者の自動車運転─医学的問題点と運転許可の指標．OTジャーナル **36**：8-14, 2002

第2章 脳卒中・脳外傷の疫学

渡邉　修
東京慈恵会医科大学附属第三病院リハビリテーション科 教授

Key Questions

① 脳卒中後，日常生活が自立する方の割合は？
② 脳外傷者の障害の特徴は？
③ 脳卒中および脳外傷の有病率は？

● 脳卒中

1．脳卒中患者数

　厚生労働省による「平成26年（2014）患者調査の概況」[1]によると，脳血管疾患（脳出血や脳梗塞など）の総患者数（継続的な医療を受けていると推測される患者数）は117万9,000人（男性59.2万人，女性58.7万人）であった．また，医療施設を利用していない有病者を含めた総数については，秋田県立脳血管研究センターの鈴木[2,3]が，秋田県で行われている脳卒中発症登録「秋田研究」〔CTかMRIで脳卒中（再発含む）の病型診断を得た6万8,000人が対象〕の解析を行い，この研究結果から推定されたわが国の脳卒中有病者総数は，2015年の時点で約280万人であった．

2．日本脳卒中データバンク[4]による脳卒中の内訳，発生頻度

　表1に米国のNational Institute of Neurological Disorders and Stroke（NINDS）の特別委員会報告[5]の中の脳血管障害の分類を示した．この中で，臨床上遭遇する主な脳卒中は，脳梗塞，

表 1　脳血管障害の分類

1) 無症候性
2) 限局性脳障害
　　①一過性脳虚血発作
　　②脳卒中
　　　a) 脳出血
　　　b) くも膜下出血
　　　c) 脳動静脈奇形からの頭蓋内出血
　　　d) 脳梗塞
3) 血管性認知症
4) 高血圧性脳症

高血圧性脳出血，くも膜下出血である．日本脳卒中データバンクに登録された急性期脳卒中患者 10 万 1,100 例の内訳は，脳梗塞が 75.9％，脳出血が 18.5％，くも膜下出血が 5.6％ で，脳梗塞が圧倒的に多い．

脳梗塞 7 万 2,777 例の内訳は，アテローム血栓性梗塞が 26.8％，ラクナ梗塞が 31.2％，心原性脳塞栓症は 27.7％ であり，これら 3 タイプがそれぞれ脳梗塞のおよそ 1/3 を占めていることがわかる．この中で，ラクナ梗塞は，病巣範囲がきわめて限局し，大脳皮質に病巣が及ぶことも少ないことから，高次脳機能障害を呈することも少ない．

高血圧性脳出血 17,723 例の分析では，出血部位の内訳は，被殻出血が 29％，視床出血が 26％，皮質下出血が 19％，脳幹出血が 9.0％，小脳出血が 8.0％，尾状核出血が 1.0％ であった．すなわち，被殻出血および視床出血がいずれも高血圧性脳出血の 3 割程度を占めている．血腫が，被殻あるいは視床より大きくなると内包を圧迫あるいは破壊することから片麻痺を呈し，被殻出血では大脳皮質領域に拡大することによって，視床出血では視床内のそれぞれの核と線維連絡を有する大脳皮質領域の高次脳機能障害が表面化する．

くも膜下出血は，その原因の 85％ が脳動脈瘤の破裂による．破裂脳動脈瘤の部位の分析では，3,623 例中，前大脳動脈の動脈瘤（前大脳動脈および前交通動脈域を含む）が最も多く 39.4％，次いで内頚動脈瘤（内頚動脈および後交通動脈域を含む）が 29％，中大脳動脈瘤が 21.4％ であった．くも膜下出血は基本的に脳実質の外で起きる出来事である．したがって，出血量が軽微であれば障害を残すことは少ない．しかし，出血量が多い場合は，その障害は，① 動脈瘤破裂による脳実質内への出血による脳損傷，② 二次的に起きる皮質枝および穿通枝の脳血管攣縮による脳虚血，および ③ 水頭症の程度に依存する．

3．脳卒中後の自立性

日本脳卒中データバンク[4]は，多数の脳卒中患者の自立性を，退院時の日本版 modified Rankin Scale（mRS）で報告している（**表 2**）．評価時期やリハビリテーションの有無等，多様な要因が関係しているが，**表 2** のデータは大いに参考となる．

mRS の 0〜2 のレベルは脳卒中後でも介助を要しない自立性の高い状態を指す．自動車運転が再開できる例は，少なくともこのレベルにある必要があると思われる．ラクナ梗塞は，1.5 cm 以下の小病巣であることから，73.4％ がこの状態にまで回復している．アテローム血栓性梗塞でも約半数は，介助を要しない．しかし，心原性脳塞栓症では，約 40％ に留まっている．大脳皮質の梗塞を伴うために，なんらかの高次脳機能障害を発症し，さらに重度の片麻痺を呈することが多いためであろう．高血圧性脳出血では自立した生活を送ることのできる例は約 32.7％ であった．一方，くも膜下出血は 53.4％ にも上る．くも膜下出血は他の脳卒中に比し死亡率が高いが，出血量が少ない例ではくも膜下腔への出血のため脳へのダメージはほとんどない．

4．脳卒中後の高次脳機能障害の合併

自動車運転に際し，知能，記憶，注意，遂行能力，視空間能力，物品の操作能力，言語能力等の高次脳機能は必須である（第 5 章参照）．脳卒中の中でもラクナ梗塞では，**表 2** に示したように，50％ 以上で明らかな障害がないまでに回復することから高次脳機能障害は目立たない．

脳卒中患者の失語症合併率を，Berthier[6] は急性期では 21〜38％ と報告した．一方，Ferro

表 2 退院時の日本版 modified Rankin Scale（mRS）での評価

日本版 modified Rankin Scale（mRS）			アテローム血栓性梗塞	ラクナ梗塞	心原性脳塞栓症	高血圧性脳出血	くも膜下出血
			n=24,135	n=22,675	n=20,134	n=14,602	n=5,242
0	まったく症候がない	自覚症状および他覚徴候がともにない状態である	14.4%	20.4%	12.2%	6.8%	31.3%
1	症候はあっても明らかな障害はない	日常の勤めや活動は行える	23.4%	36.2%	17.0%	14.7%	15.1%
2	軽度の障害	発症以前の活動がすべて行えるわけではないが，自分の身の回りのことは介助なしに行える	17.1%	16.8%	11.3%	11.2%	7.0%
3	中等度の障害	なんらかの介助を必要とするが，歩行は介助なしに行える	12.3%	10.6%	10.2%	10.3%	5.5%
4	中等度から重度の障害	歩行や身体的要求には介助が必要である	19.3%	12.4%	18.4%	26.0%	9.0%
5	重度の障害	寝たきり，失禁状態，常に介護と見守りを必要とする	9.8%	3.0%	19.2%	16.4%	8.8%
6	死亡		3.8%	0.6%	11.7%	14.7%	23.4%

（文献 4 より）

ら[7]は急性期にみられた失語症の約 40% は回復あるいは消失していくと報告した．また，Snaphaan ら[8]は，記憶障害について，脳卒中発症後 3 カ月の時点で 23〜55% に，1 年後にも 11〜31% にみられたと報告している．また，Hochstenbach ら[9]は，脳卒中後 9 カ月の時点でも 50% 以上の患者が記憶障害や注意障害の訴えがあったと述べ，Tatemichi ら[10]は，227 名の脳梗塞患者を対照群と比較し，発症後 3 カ月の時点で 35.2%（対照群は 3.8%）に，記憶障害，見当識障害，言語障害，視空間認知障害，抽象的論理的思考の障害，注意障害などの合併があったと述べた．また長期経過をみた研究では，Patel ら[11]は，脳卒中後の認知障害の合併率を，3 カ月，1 年，2 年，3 年後の時点で，それぞれ 39%，35%，30%，32% と報告した．

半側空間無視は，ADL 上，大きな阻害要因であるが，他の高次脳機能障害と同様に，急性期に顕著にみられても組織の修復とともに自然回復する例が多い．Ringman ら[12]は 1,282 例の脳卒中患者の検討から，半側空間無視は，急性期，右脳損傷の 43% に認められたが，3 カ月後には 17% にまで減少したとしている．しかし，一方で，右下頭頂小葉を含む広い病巣例では，維持期まで残存しやすい．

以上のように，脳卒中によって数年にわたりなんらかの高次脳機能障害が合併する割合は少なくとも 20〜30% は存在すると考えられる．

脳外傷

1．脳外傷者の年齢層

Whyte ら[13]は，リハビリテーション医療で対象とする患者層は 20 歳と 50 歳に 2 相性のピークを有し，前者では交通事故が，後者では転落・転倒事故が主な原因であると報告している．われわれ[14]が調査した神奈川リハビリテーション病院における 300 例のデータでもまったく同

表 3 外傷性脳損傷の分類

①頭蓋骨骨折 Skull injury
1）円蓋部骨折 vault fracture ・線状骨折 linear fracture ・陥没骨折 depressed fracture 2）頭蓋底骨折 basilar fracture
②局所性脳損傷 focal brain injury
1）急性硬膜外血腫 acute epidural hematoma（AEDH） 2）急性硬膜下血腫 acute subdural hematoma（ASDH） 3）脳挫傷 brain contusion 4）外傷性脳内血腫 traumatic intracerebral hematoma（TICH）
③びまん性脳損傷 Diffuse brain injury（DBI）
1）軽症脳震盪 mild concussion 　　一時的な神経機能障害（記憶障害）のみで意識障害なし 2）古典的脳震盪 classical cerebral concussion 　　6 時間以内の意識障害あり 3）びまん性軸索損傷 diffuse axonal injury（DAI） 　　Mild DAI：　　　昏睡 6～24 時間 　　Moderate DAI：昏睡 24 時間以上，脳幹部障害なし 　　Severe DAI：　昏睡 24 時間以上，脳幹部障害あり

（文献 15 より）

様であった．すなわち，生産性の高い若年男性に 1 つのピークがある．やっと成人し，社会で活躍しようとした矢先の中途障害である．そのために，社会やその家族への影響は計りしれない．未婚者も相当含まれ，その場合，患者のキーパンソンは母親が多くなる．若年者であるために，機能的な回復や社会適応という視点から長期的な支援体制をとる必要が生じる．一方，高齢者の場合は転倒・転落事故が増えてくるが，交通事故に比べると外力の程度は強くない．しかし脳の可塑性という点では，若年者に劣るので機能的な予後が良好とはいえなくなる[14]．

2．脳外傷の機序，分類および重症度

　脳への外力には主に 2 つの加わり方がある．1 つは頭部打撲のように，直接に外力が直線的に加わる場合（contact injury，linear acceleration theory）であり，もう 1 つは，外傷性頚部症候群（いわゆる"むちうち症"，whiplash syndrome）の重症例や shaken baby syndrome のように，頭部が頚部，脳幹を基点として前後左右に加速，減速され，回転加速度が加わり，その直接的，間接的衝撃の結果，脳に外力が加わる場合（acceleration-deceleration theory，rotation head movements）である．

　脳外傷の分類として国際的に汎用されている Gennarelli ら[15]の分類（表 3）は，脳の損傷範囲を局所性とびまん性に分類している．局所性脳損傷とは，外力が直接に直線的に加わった場合に生じ，急性硬膜外血腫，急性硬膜下血腫，脳挫傷，外傷性脳内血腫を含む．ただし，急性硬膜下血腫は，回転加速度による．また，脳挫傷は前頭葉，側頭葉（両側または片側）に好発することから，後述するような記憶障害および社会的行動障害が発生しやすい．一方，びまん性脳損傷とは，脳へ回転加速度が加わった結果生じたもので，①軽症脳震盪，②古典的脳震盪，③びまん性軸索損傷の 3 つに分類される．

　脳外傷の重症度は，一般に，受傷後 48 時間以内の意識障害の程度で推測され，生命予後，機

表 4 グラスゴー・コーマ・スケール（Glasgow Coma Scale：GCS）

開眼		言語		運動	
4	自発的に開眼	5	見当識あり	6	指示に従う
3	強く呼びかけると開眼	4	やや混乱した会話	5	刺激を払いのける
2	痛み刺激で開眼	3	意味の通じない言葉	4	逃避屈曲
1	痛み刺激でも開眼しない	2	意味のない発声	3	異常屈曲反応
		1	発声なし	2	異常伸展反応
				1	運動なし

能的な予後に相関する．例えば，受傷直後から，声かけや痛み刺激でも開眼しない，いわゆる昏睡状態に陥る例であれば，脳に及ぼされた外力は重篤と考えられ，重度脳外傷と判断される．一方，受傷後に，意識が清明あるいは脳震盪のように軽度の意識障害にとどまる場合であれば，脳への外力は軽微であり，軽度脳外傷と判断され，生命予後も機能的な予後も良好ということができる．このような観点から，国際的には，脳外傷の重症度について，意識障害の評価分類スケールとして，表4に示したグラスゴー・コーマ・スケール（Glasgow Coma Scale, 以下GCS）を使用し，開眼・言語・運動の3分野に分けて点数化し，その総点が13～15点をminor head injury，9～12点をmoderate injury，8点以下をsevere injuryと分類されている．

3．脳外傷の発生数，重症度割合，有病者数

脳外傷に関する包括的な疫学調査は熊本県で行われた[16]．県下の脳神経外科施設の協力のもとで行われ，その結果，1,503例の入院治療を行った脳外傷のうち，GCSが13～15点のminor head injuryがほぼ70％を占め，moderate injuryがほぼ10％，severe injuryが約20％を占めた．すなわち，脳外傷の7割は軽症に相当し，後述する身体的障害や神経心理学的障害等でリハビリテーションを要する例は残りの3割程度と予想される．なお，1,503例の約半数が交通事故であった．全体の転機をみると，good recoveryが67.3％，moderate disabilityが11.3％，severe disabilityが5.7％，persistent vegetative stateが1.0％，deadが12.8％であった．熊本県の本調査の患者登録は県民10万人当たり27人前後となると報告している．地理的事情や交通事情は異なるが，この数値をわが国全体（人口約1億2,800万人）に換算すると，脳外傷の発生者数は年間3万4,560人となる．本結果は脳外傷入院例を基礎にしているので，入院しない軽症例を入れるとさらに多い．

われわれ[17]は，2008（平成20）年に都内全病院（651病院）に対し調査票を配布し，初回の脳損傷に対し入院治療を受け，調査期間2週間中に退院した都内在住の脳損傷者を調べ，性別年齢別の平均余命に当該年齢の発生数を乗じ，これの合計を求めることで高次脳機能障害者総数を算出した．その結果，都内の高次脳機能障害者総数は4万9,508人（男性3万3,936人，女性1万5,572人）と報告した．この中で，脳血管障害者は81.1％，脳外傷者は12.6％を占めていたことから，都内で高次脳機能障害を有する脳外傷者はおよそ6,000人（男性4,000人，女性2,000人）と推定された．したがって，わが国全体ではこの約10倍が存在する．

警察庁の資料[18]によると，交通事故の発生件数は昭和52年以降，年々増加の一途にあり，2001（平成13）年度は94万件にも上った．一方，交通事故による死亡者数は，1992（平成4）

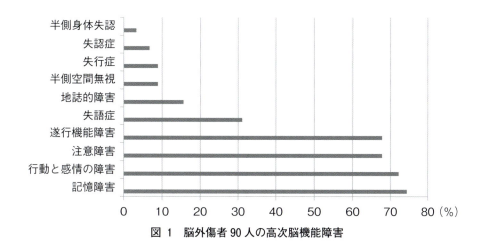

表 5 交通事故群と非交通事故群の頭部 CT 所見の比較

	交通事故群	非交通事故群
局所性脳損傷	268 例（68%）	184 例（88%）
	急性硬膜下血腫が多い	脳挫傷が多い
びまん性脳損傷	313 例（80%）	104 例（50%）
くも膜下出血	281 例（72%）	100 例（50%）

図 1 脳外傷者 90 人の高次脳機能障害

年以降，減少傾向にあり，2014（平成 26）年度は約 4,113 人であった．これらの数値から，近年の脳外傷治療の技術進歩やさまざまな交通事故予防策が，死亡数を減らすことに大きく貢献していることがうかがえるが，その一方，交通事故に起因する障害を有する患者数は年々増加していることが推測される．米国におけるデータ[19]も同様で，重症例はむしろ増加している．

4．頭部外傷データバンクにおける重症脳外傷の内訳[20]

日本神経外傷学会のもとで組織された頭部外傷データバンク検討委員会が報告した全頭部外傷（1998〜2000 年）例 721 人は，GCS 8 以下が 84% を含む重症例が大半を占めていた．この症例群における報告では，交通事故群が 65%，非交通事故群が 35% であった．前者では，10〜20 歳代と 50〜70 歳代の 2 峰性のピークがあるのに対し，後者では 50〜70 歳代にピークがあった．

表 5 は，交通事故群と非交通事故群の頭部 CT 所見上の相違である．両者の病態の差が明確で，前者は高エネルギーの回転加速度が加わる結果，びまん性脳損傷に至る例が多く，急性硬膜下血腫が生じやすい．一方，後者では，直接に外力が直線的に加わることが多いので，直下に脳挫傷を呈しやすい．

5．脳外傷者の障害像

東京都[21]は，2008（平成 20）年に高次脳機能障害者の実態調査を施行した．通院中の脳外傷者 88 人の中で，ADL 評価尺度である barthel index（BI）が 80 点以上の自立群は 70.5%，60〜75 点までの軽介助群が 6.8% であった．また，図 1 は通院中の脳外傷者 90 人の高次脳機能障害の内容である．記憶障害 74.4%，注意障害 67.8%，遂行機能障害 67.8% と高率に合併して

いる．脳外傷は，受傷機転から前頭葉，側頭葉に挫傷を呈することが多い結果と考えられる．また，行動と感情の障害がさらに高率に併存している．

調査結果によると，この内訳は，意欲の障害20.4％，抑うつ状態18.0％，不安16.1％，情動の障害10.8％，興奮状態10.6％であった．こうした行動と感情の障害には，前述のように前頭葉−側頭葉損傷に起因する場合と反応性の精神反応に起因する場合があると思われる．すなわち，脳外傷者の大半で，日常生活は身体的には自立しやすいが，高次脳機能障害や行動と感情の障害があるために社会的には自立することが困難という障害像が浮かび上がってくる．

● 文献

1) 厚生労働省：平成26年患者調査．Available from URL：http://www.mhlw.go.jp/toukei/saikin/hw/kanja/14/dl/05.pdf（2016年1月9日引用）
2) 鈴木一夫：脳卒中発症登録からみた脳卒中の過去，現在，未来．治療 **89**：386-388, 2007
3) 鈴木一夫（主任研究者）：脳卒中有病者数と脳卒中による要介護者数の推定「地域脳卒中発症登録を利用した脳卒中医療の質の評価に関する研究」．Available from URL：http://www.stroke-project.com/old_city.htm（2012年11月4日引用）
4) 小林祥泰 編：脳卒中データバンク2015．中山書店，2015
5) National Institute of Neurological Disorders and Stroke Ad Hoc Committee. Classification of cerebrovascular disorders Ⅲ. Stroke **21**：637-676, 1990
6) Berthier ML：Poststroke aphasia：epidemiology, pathophysiology and treatment. Drugs Aging **22**：163-182, 2005
7) Ferro JM, et al：Recovery from aphasia and neglect. Cerebrovasc Dis **9**：6-22, 1999
8) Snaphaan L, et al：Poststroke memory function in nondemented patients：a systematic review on frequency and neuroimaging correlates. Stroke **38**：198-203, 2007
9) Hochstenbach J, et al：Patients' and relatives' reports of disturbances 9 months after stroke：subjective changes in physical functioning, cognition, emotion, and behavior. Arch Phys Med Rehabil **86**：1587-1593, 2005
10) Tatemichi TK, et al：Cognitive impairment after stroke：frequency, patterns, and relationship to functional abilities. J Neurol Neurosurg Psychiatry **57**：202-207, 1994
11) Patel M, et al：Natural history of cognitive impairment after stroke and factors associated with its recovery. Clin Rehabil **17**：158-166, 2003
12) Ringman JM, et al：Frequency, risk factors, anatomy, and course of unilateral neglect in an acute stroke cohort. Neurology **63**：468-474, 2004
13) Whyte J, et al：Rehabilitation of the patient with traumatic brain injury. In：Delisa JA, et al（eds）：Rehabilitation Medicine：Principles and Practice. Third Edition. Philadelphia, Lippincott-Raven Publishers, 1998
14) 渡邉 修，他：回復期包括的リハビリテーションとその成果．リハ医学 **38**：892-897, 2001
15) Gennarelli TA, et al：Influence of the type of intracranial lesion on outcome from severe head injury. J Neurosurg **56**：26-32, 1982
16) 髙村政志，他：熊本県頭部外傷データバンク―これまでの成果とこれからの課題．神経外傷 **21**：118-124, 1998
17) 渡邉 修，他：東京都における高次脳機能障害者総数の推計．リハ医学 **46**：118-125, 2009
18) 警察庁：交通事故統計（平成27年11月末）．Available from URL：https://www.npa.go.jp/toukei/index.htm（2016年1月9日引用）
19) Thurman D, et al：Trends in hospitalization associated with traumatic brain injury. JAMA **282**：954-957, 1999
20) 小野純一，他：頭部外傷データバンクに登録された重症頭部外傷例の検討―交通事故重症例の分析．神経外傷 **25**：134-139, 2002
21) 東京都高次脳機能障害者実態調査検討委員会：高次脳機能障害実態調査報告書．平成20年3月

第3章 交通事故の実態

一杉正仁
滋賀医科大学社会医学講座法医学部門 教授

Key Questions

① わが国は世界的に安全な交通社会を形成しているか？
② 近年多い事故形態は何か？
③ 交通事故による経済損失の特徴は何か？

わが国における交通事故の発生状況

　わが国では2017（平成29）年の交通事故死者（事故後24時間以内の死亡）が3,694人と，1960年以降最低の数字を記録した[1]．警察庁の統計では，1946（昭和21）年より事故後24時間以内に死亡した人の数を集計してきた．しかし，国際的な比較を行うため，1993（平成5）年からは事故後30日以内に死亡した人の数も集計している．ちなみに，2017（平成29）年の30日以内死者数は4,431人である．一方，厚生労働省の人口動態統計では，交通事故死者数は，事故後1年以内に死亡した人を対象としている．当然，後者にいくにしたがって，その数は増加する．筆者の調査では，1年以内死者数に占める24時間以内死者数の割合は74～78％，30日以内死者数の割合は86～92％である[2]．事故における詳細な状況を検討する場合には，警察庁の事故統計によらなければならない．したがって，以下では，24時間以内死者に基づいて概説する．

1．交通事故死傷者および事故件数の年次推移

　わが国における交通事故発生件数および死傷者数の年次推移をみる（**図1**）．戦後，1960年代まで，高度経済成長とともに急速に自動車社会が発展した．しかし，道路整備や安全対策が十分に行われていなかったため，1970年代前半には1万6,000人以上が交通事故で死亡した．これに対して政府は「交通安全基本計画」を策定し，車両対策，ガードレールの整備，交通信号や標識の整備などを進めた．1971（昭和46）年に，第1次交通安全基本計画が策定されて以来，現在までその取り組みが続けられているが，1970年代後半には死者および負傷者数が急減した．しかし，1990年代に再び死者が増加して年間1万人を超えた．近年ではエアバッグの装着や車体構造の工夫といった自動車安全性能の進歩，飲酒運転の厳罰化等の法律改正，ドクターヘリの配備に代表される救急医療体制の整備等があり，死者数は減少しつつある．だが，依然として交通事故件数や負傷者数は多く，人的かつ経済的損失の面で社会に大きな打撃を与えている．

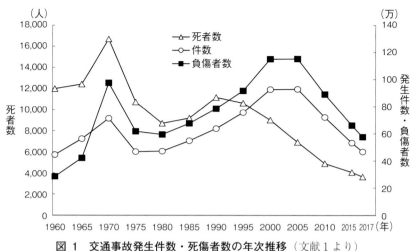

図 1 交通事故発生件数・死傷者数の年次推移（文献1より）

　政府は2006（平成18）年度に定めた第8次交通安全基本計画の中で，交通事故のない社会を目指して，2010（平成22）年度までに交通事故死者数を5,500人以下に，交通事故死傷者数を100万人以下にする目標を掲げた．2008（平成20）年度にこの目標は達成され，さらなる目標として世界一安全な道路交通の実現を目指すことが示された．2011（平成23）年に中央交通安全対策会議（会長：内閣総理大臣）で，2011～2015（平成23～27）年を計画期間とする第9次交通安全基本計画が作成された．そして，交通事故のない社会を達成することが究極の目標であるとし，世界一安全な道路交通を実現するために，2015（平成27）年までに24時間死者数を3,000人以下にすること，死傷者数を70万人以下にすることが示された．そして，今後の道路交通安全対策を考える視点として，高齢者および子どもの安全確保，歩行者および自転車の安全確保，生活道路および幹線道路における安全確保が掲げられた[3]．

2．年齢別の死傷者

　2017（平成29）年における，年齢群別の交通事故死者の割合を示す（**図2-a**）．65歳以上が占める割合が54.7％と約半数である．これは，近年の高齢化の影響と考えられる．一方，16～29歳の若年者が占める割合は10.7％と少ない．この年齢群が占める割合は年々低下しており，若年者の車離れによると考えられている．一方，交通事故負傷者の年齢群別割合であるが（**図2-b**），30歳代と40歳代の青壮年層が占める割合が併せて36.8％である．若年層が減少し，高齢者が増加している傾向は変わらないものの，全体の構成比は死者と異なることが特徴的である．

3．状態別の死傷者

　2017（平成29）年における，状態別の交通事故死者の割合を示す（**図3-a**）．歩行者の占める割合が36.5％と最も多く，自動車乗車中が33.1％と続いた．2007（平成19）年までは，自動車乗車中の割合が最も多かったが，近年における乗員保護対策（シートベルト着用率の増加，エアバッグ装着車両の増加，車両の安全性の向上）などによって減少の一途となっている．また，高齢化の影響として，歩行中の死者の60.1％，自転車乗車中の死者の65.7％，原付乗車中の死

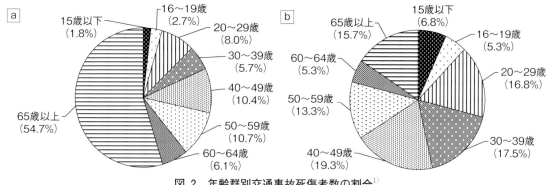

図 2　年齢群別交通事故死傷者数の割合[1]
a：死者，b：負傷者

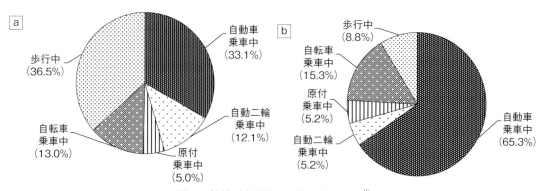

図 3　状態別交通事故死傷者数の割合[2]
a：死者，b：負傷者

者の 36.5％，自動車乗車中の死者の 43.3％が 65 歳以上である．特に歩行中の死者の多くが高齢者であることは，諸外国とは異なる大きな特徴である．一方，負傷者の状態別割合であるが（**図 3-b**），自動車乗車中が 65.3％と圧倒的に多い．自動車乗員の死者数は減少しているが，外傷性頸部症候群（いわゆるむちうち症）をはじめとした軽微な損傷などは多い．しかし，近年，自動車乗車中が占める割合は減少しつつある．その他の状態が占める割合は，ほぼ横ばいである．

4．シートベルト着用率，チャイルドシート使用率の変化

　道路交通法（以下，道交法）では，すべての自動車乗員に対してシートベルトの着用が義務付けられている．日本自動車連盟（JAF）では，シートベルト着用のさらなる促進を図る目的で，毎年 10 月にシートベルト着用状況が調査され，結果が公表されている．近年 17 年間の着用率の推移を**図 4** に示す．2018（平成 30）年には運転席で 98.8％，助手席で 95.9％と近年で最も高い着用率であった．しかし，後部座席では 38.0％と低かった．2008（平成 20）年 6 月の道交法改正によって，後部座席乗員にもシートベルトの着用が義務付けられた．その効果によって 2008（平成 20）年には着用率が 30.8％と増加した．しかし，一般道では後部座席において，

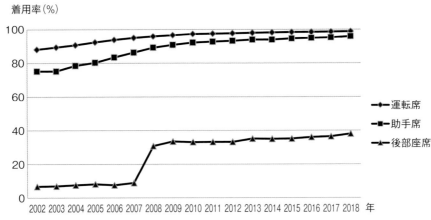

図 4　近年におけるシートベルト着用率
(一般道路における 17 年間の推移)

シートベルトを着用していなくても罰則が適用されないことから，その着用率がいまだ低い．

　一方，高速道路における同様調査では，運転席での着用率が 99.6%，助手席で 98.5%，後部座席で 74.2% と一般道に比べてさらに高かった．2018（平成 30）年後部座席乗員に対しては，非着用時の罰則が適用されるという違いがあり，着用率が上がっていると考えられる．しかし，一般道路同様，後部座席乗員に対するさらなるシートベルト着用率向上が今後の課題である．シートベルト着用率の増加に伴って，非着用者の死者数も年々減少している．2017（平成 29）年には，シートベルト非着用による自動車乗車中の死者数は 520 人と，全自動車乗車中死者数の 42.6% を占めた．そして，シートベルトを着用しないことによって，事故時の致死率が 14.3 倍（運転席で 56.5 倍，助手席で 15.2 倍，後部座席で 4.8 倍）になることが明らかになった．

　ところで，シートベルトの着用を義務付けた道交法第 71 条には「政令で定めるやむを得ない理由があるときは，この限りではない」とされ，同施行規則第 26 条で，「負傷若しくは障害のため又は妊娠中であることにより座席ベルトを装着することが療養上又は健康保持上適当でない者が自動車を運転するとき」と記載されている．この記載によって，あたかも「妊娠中はシートベルトを着用しないでもよい」という誤解につながり，多くの妊婦が自動車乗車時にシートベルトを着用していない状況につながった．筆者は，妊婦の着座姿勢や，妊婦ダミーを用いた工学的検討に基づき，妊婦のシートベルト着用が重要であることを訴えた[4〜6]．すなわち，シートベルトを着用することで，腹部にかかる外力が軽減されること，着用することで悪影響はないことを広く啓発した．現在では，交通の教則が改訂され，妊婦に対しても正しくシートベルトを着用すべきことが記載されている[7]．これによって，妊婦のシートベルト着用率は増加し，2009（平成 21）年に栃木県内の病院で行われた調査では，その着用率は 94.8% であった[8]．

　さて，6 歳未満の子どもを自動車に乗せるときには，その幼児の発育の程度に応じた形状のチャイルドシートを使用させなければならない．前記同様，チャイルドシート使用者率の調査結果によると，近年使用者率は増加しつつあり，2018（平成 30）年には 66.2% であった．しかし，専門家らの指摘によると，チャイルドシート取り付け方法が不適切であることが多く，事故時にチャイルドシートごと大きく移動することもあるという（不適正使用）．郊外で行われ

た調査では，チャイルドシートを搭載している自動車のうち，適正に取り付けられていたのは，わずか25%であった[9]．チャイルドシートの使用と致死率を調べると，使用していないことで事故時に児が死亡する割合が16.5倍に，不適正に使用することで40.5倍になるという．2017（平成29）年に，自動車乗車中に死亡した6歳未満の幼児は16人で，うち9人はチャイルドシートを使用していなかった．また，同年に82人の幼児が自動車乗車中の事故で重症損傷を負っている．したがって，これらシートの適正使用を広く啓発する必要があろう．

自動車運転とその背景

1．運転免許

2017（平成29）年末における自動車運転免許保有者数は8,226万人であり，男性が54.9%，女性が45.1%を占める．これは，免許の取得可能な16歳以上の人口の74.8%を占める．これを年齢群別にみる．40〜44歳では，対象人口の93.8%（944万人）が免許を保有している．加齢とともに，この保有率は減少するが，65〜69歳で対象人口の77.3%（992万人），70〜74歳で66.1%（775万人）と半数以上が免許を保有している．さらに男性に限れば，75〜79歳の72.3%（218万人），80歳以上の45.8%（175万人）が免許を保有している．

障害者は，安全運転を確保するために必要な条件を付して運転免許が取得できることになっている．障害者が免許を取得する際には，運転へ支障の有無を個別に判断されることになる．障害者の運転免許であるが，運転できる車両に限定条件が付されているのが延べ24万1,913件，補聴器使用の条件が付されているのが延べ4万499件である．

2．保有車両

2017（平成29）年末における自動車保有台数は8,195万台であり，前年に比べて34万台増加している．内訳では，乗用車が3,964万台（48.4%）と最も多く，軽自動車が2,216万台（27.0%）と続く．保有台数の増減率を用途，車種別に調べたところ，貨物用車が−0.6%と減少している．しかし，乗用車は全体に0.7%増加しており，特に軽四輪乗用車は1.4%の増加である．近年，安価でかつ税制上の優遇があること，コンパクトで運転しやすく，燃費も良いといった点から，軽乗用車の販売台数が増加しつつある．前面衝突を対象にした筆者の検討によると，軽乗用車乗員においても，その他の普通乗用車乗員と比較して事故で負う損傷の重症度に有意差はなかった．したがって，安全性にも十分に配慮されており，今後ますます普及することが予想される．

交通事故と経済損失

自動車事故による損害賠償保障制度は，強制保険である自動車損害賠償責任保険（自賠責保険）と任意保険に代表される．前者の保険金支払い限度額は，死亡に対して3,000万円，重度後遺障害者や常時介護を要する者に対して4,000万円，随時介護を要する者に対して3,000万円となっている．任意保険については，1998（平成10）年に保険料率が自由化されて以降，多様な保険商品が販売されている．自動車保険における支払金データに基づき，交通事故における経済損失について概説する．

2012（平成24）年度に，交通事故による経済損失は3兆2,406億円であった．経済損失は，

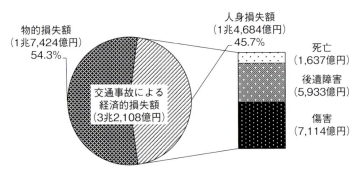

図 5　交通事故による経済的損失額（2012 年度）

　大きく人身損失と物的損失に大別される．前者には，被害者の医療関係費，慰謝料，休業損害，逸失利益が含まれ，後者には，車両（自車と相手車），家屋，道路附属物等の損傷復旧費用が含まれる．2012（平成 24）年度における経済損失の内訳を図 5 に示す．近年 5 年は，この損失額は 3 兆 2,000 億円～3 兆 3,000 億円で推移している．「わが国における交通事故の発生状況」の項で述べたように，交通事故死者数は減少しつつあるが，経済損失額が減少していないことがわかる．この原因として，まず，後遺障害の影響が挙げられる．交通事故で後遺障害を残す人は被害者全体の 4.9％に過ぎないが，人身損失額の約 36.2％を占める．後遺障害は，必ずしも損傷の重症度と一致しない．外傷性頚部症候群や顔面の骨折等，解剖学的損傷重症度が低いものでも，受傷後，長期間にわたって生活に支障が出る例がある[10],[11]．さらに，日常的な介助や介護が必要な例では，さらに大きな経済的負担がかかる．

　次に，車両単独の衝突事故が多いことが挙げられる．物的損失額の中で近年増加しつつあるのが，車両単独事故による構築物への衝突である．2012（平成 24）年度の物的損失額のうち 35.7％と最も多くを占める．近年，高齢運転者の増加に伴って，高齢者の運転操作ミスによる衝突事故，運転中の体調変化による衝突事故等が増加しつつある．今後，さらに高齢化が進む中で，このような事故はさらに増加し，経済損失が高水準に保たれることは憂慮すべき問題である．先進技術によって事故が予防できるシステムの開発が，問題解決の一手段となろう．

世界における交通事故の実態

　道路交通事故は大きな社会問題の 1 つである．世界全体では毎年約 135 万人が交通事故で死亡し，約 5,000 万人が負傷している．2016（平成 28）年に世界保健機関（WHO）[12]は，世界の総死亡原因のうち交通事故が第 8 位を占めることを明らかにした．そして，発展途上国のモータリゼーション等によって，2030 年には交通事故が全世界の死因順位の第 5 位になると予測した．「道路交通傷害は，重大であるにもかかわらずなおざりにされてきた公衆衛生の問題」と位置付け，「効果的かつ持続可能な防止策に向けて共同の努力が必要」と指摘している．このような状況を受けて，国際連合は 10 年間で交通事故死亡者数を 500 万人，重症損傷者を 5,000 万人，経済損失 5 兆円を低減することを目標とし，"Decade of Action for Road Safety" と，世界的な運動を開始することを宣言した．すなわち，2011～2020 年が，交通安全に向けて世界が共同して行動する 10 年間なのである．

　さて，国際道路交通事故データベース（International Road Traffic and Accident Database：

表 1　交通事故死者数の国際比較（人口10万人当たり）

順位	国名	死者数（人/10万）	年	順位	国名	死者数（人/10万）	年
1	ノルウェー	2.6	2016	16	フランス	5.4	2016
2	スイス	2.6	2016	17	イタリア	5.4	2016
3	スウェーデン	2.7	2016	18	アイルランド	5.4	2016
4	イギリス	2.8	2016	19	ポルトガル	5.4	2016
5	オランダ	3.1	2016	20	ルクセンブルク	5.6	2016
6	デンマーク	3.7	2016	21	ベルギー	5.6	2016
7	日本	3.7	2016	22	チェコ	5.8	2016
8	スペイン	3.9	2016	23	ハンガリー	6.2	2016
9	ドイツ	3.9	2016	24	スロベニア	6.3	2016
10	イスラエル	3.9	2015	25	リトアニア	6.5	2016
11	アイルランド	3.9	2016	26	ニュージーランド	7.0	2016
12	フィンランド	4.7	2016	27	ギリシャ	7.6	2016
13	オーストリア	5.0	2016	28	ポーランド	8.0	2016
14	カナダ	5.2	2016	29	韓国	8.4	2016
15	オーストラリア	5.4	2016	30	アメリカ合衆国	11.6	2016

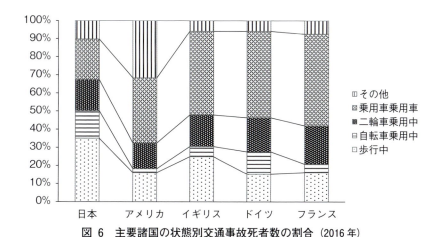

図 6　主要諸国の状態別交通事故死者数の割合（2016年）

IRTAD）は，世界における交通事故に関する統計を把握し，交通事故予防に有用なデータを提供している．死者数については，事故後30日以内の死者数でその比較を行っている．主要30カ国を対象に，人口10万人当たりの死者数を比較した（**表1**）．2016（平成28）年の統計で比較をしたが，国によって統計が利用できない場合，他の年の数値で対応した．その結果，わが国は人口10万人当たりの死者が3.7人であり，少ないほうから7番目である．また，米国や韓国の半数以下でもある．したがって，世界的には比較的安全な道路交通社会が形成されているといえよう．次に，状態別の交通事故死者数の構成割合について，日米欧の主要5カ国で比較する（**図6**）．欧米諸国に比べて，わが国では乗用車乗車中の死者の割合が低かった．しかし，歩行中と自転車乗車中の割合が多く，両者で50％以上を占めた．欧米諸国は，わが国に比べて，自動車に依存した生活であること等が影響しているだろう．

まとめ

　本章では，わが国における交通事故の実態とその背景について概説した．世界的にも比較的安全な交通社会が形成されている一方で，わが国が抱える特有の問題点がある．高齢化は，歩行者や自転車事故死者の増加，経済損失の増加等，交通事故をめぐる多くの問題の一因となっている．高齢者や障害者が安心して交通社会に参加できるために，さまざまな分野における事故予防を目的とした取り組みを期待したい．

●参考文献

1) 交通事故総合分析センター：交通統計平成29年版．交通事故総合分析センター，2018
2) Hitosugi M, et al：Trends in early and late deaths due to motor vehicle accidents in Japan. Leg Med **4**：174-177, 2002
3) 内閣府：平成27年版交通安全白書
4) 一杉正仁：妊婦もシートベルトを着用．運転管理　4月号：10-15, 2009
5) Motozawa Y, et al：Effects of seat belts worn by pregnant drivers during low-impact collisions. Am J Obstet Gynecol **203**：62e1-8, 2010
6) Hitosugi M, et al：The benefits of seatbelt use in pregnant women drivers. Forensic Sci Intern **169**：174-175, 2007
7) 全日本交通安全協会：交通の教則．全日本交通安全協会，2011
8) ヴァルクス公美子，他：妊婦のシートベルト着用率についての実態調査．日周新医誌 **46**：49-53, 2010
9) 川戸　仁，他：地域におけるチャイルドシート適正使用と安全教育への取り組み．チャイルドヘルス **17**：48-51, 2014
10) Yokoyama T, et al：A retrospective analysis of oral and maxillofacial injuries in motor vehicle accidents. J Oral Maxillofac Surg **64**：1731-1735, 2006
11) 横山朋子，他：自動車乗員における顎顔面外傷重症度の検討．日口外誌 **51**：596-601, 2005
12) World Health Organization：Global Status Report on Road Safety, World Health Organization, 2018

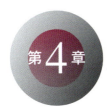

第4章 運転に求められる身体機能

武原 格
東京都リハビリテーション病院リハビリテーション部長

Key Questions

① 自動車運転免許証取得や更新に必要な視力，視野，運動能力とは？
② 自動車運転を行っている片麻痺患者の特徴は？
③ 交通事故と視野障害の関係は？

はじめに

　自動車運転において，ドライバーは認知・予測・判断・操作を適切に繰り返すことで，安全運転を実現している．認知には，運転に必要な多くの情報を得られる視覚機能が重要となる．適切な認知・予測・判断が行われたのち自動車を運転するためには，アクセルやブレーキペダルを操作する下肢機能や，ハンドルを操作する上肢機能が重要となる．
　脳損傷により，麻痺や失調，固縮，視野欠損，複視，失語等さまざまな身体機能障害が出現する．身体機能障害の種類や重症度は，脳損傷部位や損傷の程度によりさまざまである．そのため脳損傷後は，自動車運転ができなくなる人もいるが，自動車運転を再開している人も少なくない．東京都リハビリテーション病院においては，退院した脳卒中患者のうち，発症前に自動車運転をしていた人の約36％が自動車運転を再開していた[1]．
　本章では，自動車運転に必要な認知・操作に関連する身体機能について解説する．

法令上の規定

　身体障害者が自動車運転免許を取得できるようになったのは，1960（昭和35）年に道交法が制定された以降である．ただし，てんかん患者等の特定疾患患者は絶対的欠格事由とされ，自動車運転免許の取得はできなかった．しかし，2002（平成14）年，道交法の一部改正により，障害者にかかわる免許取得の欠格事由がすべて廃止となり，個別に判断することとなった．
　現在免許の拒否または保留の事由となる病気等のうち，道交法第90条第1項第1号ハでは，「自動車等の安全な運転に必要な認知，予測，判断又は操作のいずれかに係る能力を欠くこととなるおそれがある症状を呈する病気」と記載されている．しかし，これではどの病気が自動車の安全運転に支障をきたすか曖昧で判断が困難である．
　実際の運用には，警察庁交通局運転免許課で「一定の病気に係る免許の可否等の運用基準」が定められ，その中に脳卒中（脳梗塞，脳出血，くも膜下出血，一過性脳虚血発作等）が含ま

表 1 一種免許（大型自動車・牽引免許は除く）に必要な身体機能

視力	・両眼で 0.7 以上，かつ一眼でそれぞれ 0.3 以上であること． ・一眼の視力が 0.3 に満たない者，または一眼が見えない者については，他眼の視野が左右 150 度以上で，視力が 0.7 以上であること．
色彩識別能力	赤色，青色および黄色の識別ができること．
聴力	・両耳の聴力（補聴器により補われた聴力を含む）は，10 m の距離で 90 デシベルの警音器の音が聞こえること． ・補聴器を使用しても基準に達しない場合，または補聴器を使用して基準に達した人が補聴器なしで運転したい場合は，運転免許センターで実車による臨時適性検査で適性が確認された場合，安全教育を受け，免許の条件を変更する．特定後写鏡の装着と聴覚障害者標識の表示が必要．
運動能力	・自動車の運転に支障を及ぼすおそれのある四肢または体幹の障害がないこと． ・自動車の運転に支障を及ぼすおそれのある四肢または体幹の障害があるが，身体の状態に応じた補助手段を講ずることにより，自動車の運転に支障を及ぼすおそれがないと認められるものであること．

れている．そのため脳損傷患者は，自動車運転再開の前に臨時適性検査を受ける必要がある．

実際の免許の取得・更新には，視力，色彩識別能力，聴力，運動能力が求められている（**表 1**）．二種免許においては，さらに深視力が求められる．視野に関しては，一眼の視力が 0.3 に満たない，あるいは一眼が見えない場合に問題となり，他眼の視野が左右 150 度以上で，視力が 0.7 以上となっている．

聴覚については，これまで重度の聴覚障害者は運転ができなかったが，2008（平成 20）年 6 月 1 日より，重度の聴覚障害があっても特定後写鏡（ワイドミラー）を活用することで，普通自動車を運転することが可能となった．

運動能力については，体幹機能の障害等があって腰をかけていることができない場合，四肢の全部を失った場合または四肢の用を全廃した場合，そのほか自動車の安全な運転に必要な認知または操作のいずれかの能力を欠く場合は免許証の更新ができないことがある．実際の臨床場面では，座位を保てない患者や，四肢を全廃した患者に対し，自動車運転を検討することはないであろう．問題となるのは，安全な運転に必要な認知または操作のいずれかの能力を欠くという文面である．具体的な検査や数値等の提示がないため，医療者は運転再開を希望する脳損傷者への対応に苦慮している．そのため，医療現場では，運転再開に必要な身体機能について多くの検討がなされてきた．

● 身体機能障害と運転の実際

1．運動機能と ADL

自動車運転を再開できる脳損傷者の身体機能について，万歳ら[2]は，脳卒中後に自動車を運転するためには，短下肢装具があっても独歩可能であることが必要と報告している．また進藤ら[3]は，運転継続者の中には上肢が補助手や廃用手の者もいたが，歩行は全例屋外歩行自立していたと報告している．われわれ[1]の報告でも，自動車運転を再開している脳損傷者の中に上肢が廃用手の者や，歩行に装具と杖を必要とする者が含まれていた．つまり麻痺の重症度につ

表 2　運転再開群と非再開群の身体機能の比較

	再開群	非再開群	p値
上肢（Brunnstrom Stage）	5.4±1.0	4.6±1.3	0.03
手指（Brunnstrom Stage）	5.5±1.0	4.5±1.6	0.03
下肢（Brunnstrom Stage）	5.6±1.0	4.7±1.2	0.01
Functional Reach Test（cm）	34.1±8.0	34.8±7.0	0.90
Timed up and Go Test（秒）	11.0±6.8	14.0±9.7	0.26
片足立位（健側）（秒）	38.6±19.8	34.4±21.8	0.56
片足立位（患側）（秒）	21.4±22.5	16.9±21.1	0.52
10m 歩行速度（秒）	8.8±3.3	12.2±8.6	0.13
10m 歩行歩数（歩）	16.1±3.0	18.6±5.4	0.12

（文献5より）

いては，上肢についてはBrunnstrom StageがⅠ〜Ⅱの廃用手でも問題ないようである．しかし，下肢については，装具をつけて歩行が可能ということを考えると，Brunnstrom StageでⅢ以上は必要である．またSmith-Arenaら[4]は，運転評価テストを通過した脳卒中患者は，入院時の上肢と下肢の機能が良好であったと報告している．

　われわれは，自動車運転再開が許可された脳損傷者に対し1年以上経過した時点で，運転状況についてアンケート調査を行った．実際に運転を再開した群（再開群）は，運転を再開しなかった群（非再開群）に比べ，バランス能力や歩行能力等の能力障害に有意差はないものの，麻痺の重症度が有意に軽度であり（表2），脳損傷者が運転再開するにあたり麻痺の重症度が影響している可能性が高いと報告した[5]．

　運転を再開している脳損傷者の麻痺側については，左片麻痺が多いとする報告[3]や，麻痺側による有意差を認めないという報告[6]もあり，どちらが多いとは言い切れない．また熊倉ら[6]は，交通事故と交通違反について，右片麻痺と左片麻痺間で差はなかったと報告している．ただし右片麻痺の場合，左足でペダルを操作できるようにブレーキペダルの左側にアクセルペダルを取り付け，ウインカーも左手で操作できるようにする等の自動車の改造が必要となる．また，われわれの経験から，右下肢のクローヌスが著明に認められる場合は，痙縮を落とし安全にペダルを操作できるようにコントロールするか，左下肢でペダルを操作するように指導することが望ましい．

　ADLと自動車運転の関連に着目した報告は少ないが，Barthel Index（BI）またはFunctional Independence Measure（FIM）の点数と運転能力は有意な相関があると報告されている[7〜9]．われわれ[1]はFIMの運動項目の歩行および認知項目5項目のすべてが6以上であれば，運転再開を考慮できると報告した．

2．失語症

　失語症は，言語の理解と表出の障害程度によりさまざまなタイプを呈する．交通標識認知能力について失語症のタイプ別に検討した報告では，健忘失語が最も良好であり，全失語は不良であった[10]．橋本ら[11]は，自動車運転許可の医学的指標として，聴覚的・視覚的理解がおおむね良好，言語表出障害が軽度としている．失語症患者でも道路標識や交通規則を理解できることは，当然必要である．そのうえ，交通事故等のアクシデントを生じたときも，状況説明ができ

表 3 自動車運転再開に必要な身体機能

運動機能	・上肢の麻痺は，廃用手レベルでも可能． ・下肢の麻痺は，装具の使用の有無にかかわらず歩行可能．
麻痺側	・麻痺側による問題は認めないが，右片麻痺は自動車改造が必要． ・右下肢のクローヌスが著明な場合は，痙縮を落とし安全にペダル操作ができるようにコントロールするか，左下肢でペダル操作できるように自動車改造が必要．
高次脳機能障害	注意障害や半側空間失認，著明な記銘力障害を認めない．
感覚障害	重度の感覚障害を有する右片麻痺患者では，たとえ麻痺が軽度であっても自動車改造を行い，左上下肢で自動車運転を行う．
失語症	交通事故等のアクシデントで状況説明ができる程度．MMSE で 25 点以上が望ましい．
視野・複視	視野欠損および複視を認めない．

る程度の能力は必要と思われる．状況説明能力に不安がある場合は，健常者の同乗やドライブレコーダーの設置等の配慮が望ましい．

3．視野障害

視野については，一眼が見えない場合のみ法律上問題となる．脳損傷患者では，視放線にかかる病巣や，後頭葉の病巣等で視野欠損が出現するが，一眼がまったく見えなくなったわけではないため，法律的基準からははずれる．しかし，視野障害と交通事故との関連性は高い．視野障害を有すると交通事故率が高く[12]，視野障害者では健常者と比較し，交通事故率が約 2 倍であるという報告[13]もある．視機能には，視力・コントラスト感度・有効視野等があるが，有効視野が最も交通事故率と相関していると報告されている[14,15]．

現在，どの程度の有効視野で事故率がどの程度であるという定量化された報告はないため，視野欠損の程度から運転再開の可否を判断することは難しい．しかし，多くの報告から視野障害と交通事故との関連は高いと思われるため，病巣や ADL 等から視野障害が疑われる患者には，視野検査を行い視野欠損がないことを確かめるべきである．

4．年齢

加齢に伴い，身体機能は低下する．年齢について，進藤ら[3]は，高齢になるにしたがって，運転を継続している者の比率が低下する傾向がみられたと報告している．われわれ[1]の報告でも自動車運転再開している者のほうが，運転再開していない者よりも有意に若かった．しかし熊倉ら[6]は，運転実施状況について年齢別に統計学的な差はみられなかったと報告している．

運転再開を考慮できる身体機能について，**表 3** にまとめた．

5．問題点

疾病や外傷等で，身体機能に変化を生じた場合は，運転免許センターにて適性相談や適性検査を受ける必要があるものの，実際には臨時適性検査を受けずに自動車運転を再開していることが非常に多い．また，医療者側も曖昧な判断で運転を許可や黙認，あるいは禁止をしている．患者・医療者側とも正しい知識を持ち，自動車運転再開前に臨時適性検査を受検する必要があ

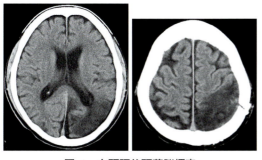

図1 左頭頂後頭葉脳梗塞
頭部 CT にて左頭頂葉および後頭葉に低吸収域を認める.

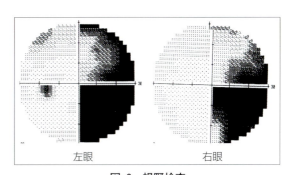

図2 視野検査
静的量的視野検査にて,両眼とも右下全体と一部右上部に視野欠損(黒くなっている部位)を認める.

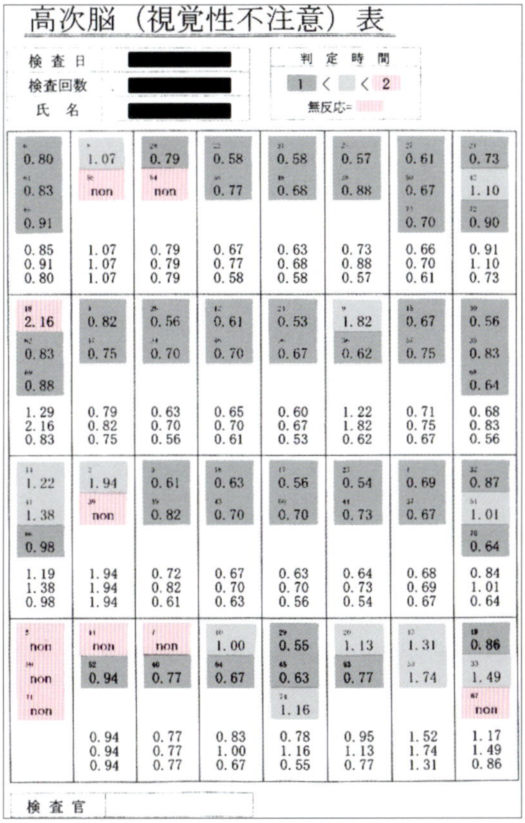

図3 視覚性注意検査
ピンク色が,無反応または反応が非常に遅かった箇所である.

ることを認識すべきである.

　免許の更新時に自分の病気の症状等について,質問紙に回答する自己申告が行われるようになった.しかし,自己申告であるため視野障害等,外見では判断できない症状を持つ人が正しく回答を行わなければ,免許の更新ができる危険性がある.事実,筆者の外来で左頭頂後頭葉の脳梗塞(図1)による麻痺のない軽度失語症患者が,自動車運転免許証を更新した.視野検査

第4章 運転に求められる身体機能　25

では，明らかな右下全体と一部右上部に視野欠損を認める（図2）．ドライビングシミュレーター（DS）での検査では，明らかに右側から飛び出す車に対する反応は遅く，車と衝突する．本患者は，自分の視野の問題を十分理解しており，自動車の運転を行っていないが，現行制度では身体障害により安全な運転が困難な者も免許の更新が可能である．運転免許センターでは，視野障害や半側空間失認等が疑われる者に対して，視覚性注意を検査する．上下左右に点灯する刺激に対し，反応の有無や反応時間を測定し（図3），免許の更新の可否を判定する．しかし，正しく病状の自己申告を行わず，通常の手続きで視野障害等が疑われなければ，本症例のように免許更新ができてしまう．

　医療がかかわらず徐々に進行していく認知症の自動車運転と異なり，脳損傷者の場合は少なくとも急性期において医療が必ずかかわっている．また，その後，回復期，生活期と医療との関係は継続していく．そのため，すべての医療関係者は，脳損傷者の自動車運転にかかわる機会がある．

　法律上の手続きをしっかりと行い，法律上の規定だけでは判断できないさまざまな身体障害に対し，正しい知識を身に付け，脳損傷者の安全な自動車生活を支援することは，われわれの使命である．

●文献

1) 武原　格，他：脳卒中患者の自動車運転再開についての実態調査．日交通科会誌　**9**：51-55，2009
2) 万歳登茂子，他：社会生活に関連した動作―自動車運転．総合リハ　**20**：907-910，1992
3) 進藤伸一，他：脳卒中後遺症者の自動車運転の実態．理学療法研究　**7**：57-64，1990
4) Smith-Arena L, et al：Predictors of a successful driver evaluation in stroke patients after discharge based on an acute rehabilitation hospital evaluation. Am J Phys Med Rehabil　**85**：44-52, 2006
5) 武原　格，他：自動車運転再開支援を行った脳損傷者の特徴と事故について．Jpn J Rehabil Med　**51**：138-143，2014
6) 熊倉良雄，他：脳疾患を有する者の自動車運転状況と交通事故状況―国立身体障害者リハビリテーションセンター自動車訓練終了者について．国際交通安全学会誌　**29**：132-140，2004
7) Fisk GD, et al：Driving after stroke：driving exposure, advice, and evaluations. Arch Phys Med Rehabil　**78**：1338-1345, 1997
8) Lee HC, et al：Validation of driving simulator by measuring the visual attention skill of older adult drivers. Am J Occup Ther　**57**：324-328, 2003
9) Legh-Smith J, et al：Driving after a stroke. J R Soc Med　**79**：200-203, 1986
10) 前田　守，他：高次脳障害患者における自動車運転の問題点．総合リハ　**22**：127-132，1994
11) 橋本圭司，他：脳血管障害者の自動車運転―医学的問題点と運転許可の指標．OTジャーナル　**36**：8-14，2002
12) Rubin GS, et al：A prospective, population-based study of the role of visual impairment in motor vehicle crashes among older drivers：the SEE study. Invest Ophthalmol Vis Sci　**48**：1483-1491, 2007
13) Johnson CA, et al：Incidence of visual field loss in 20,000 eyes and its relationship to driving performance. Arch Ophthalmol　**101**：371-375, 1983
14) Hills BL：Vision, visibility, and perception in driving. Perception　**9**：183-216, 1980
15) Clay OJ, et al：Cumulative meta-analysis of the relationship between useful field of view and driving performance in older adults-current and future implications. Optom Vis Sci　**82**：724-731, 2005

第5章 運転に求められる高次脳機能

渡邉　修
東京慈恵会医科大学附属第三病院リハビリテーション科 教授

Key Questions
① 運転における左右大脳半球の役割は？
② 運転能力を測る神経心理学的検査は？
③ 脳損傷者が運転を再開するうえで配慮する点は？

はじめに

　脳卒中や脳外傷等による脳損傷者が社会復帰をしていくうえで，その1つの手段として自動車を自ら運転できることの意義は大きい．しかし身体障害，視覚障害に加え，注意障害，遂行機能障害，記憶障害，空間認知障害，失語症，失行症，判断力の低下，視覚-運動変換の障害等の高次脳機能障害により，運転を断念しなければならない例が多い．また，わが国では，2007（平成19）年の改正道路交通法により，2009（平成21）年から75歳以上の高齢運転者の免許証更新時には，講習予備検査として認知機能検査が導入された．高齢者の免許保有率が増加し，しかも交通事故件数が加齢とともに急激に多発する事実が背景にあると思われる．したがって，自動車運転に必須と考えられる高次脳機能を確認することは，個々の脳損傷者や高齢者が安全に運転を再開できるかどうかを判断するうえで有益な情報を提供する．
　本章では，運転に必須と考えられる高次脳機能について考察を行う．次いで，その結果を踏まえて，運転能力のスクリーニングとして用いられる神経心理学的検査について言及する．

自動車運転の概念的モデルと関連する高次脳機能

　自動車運転に要する能力として，Michon[1]は，運転における認知機能に関し，3つの階層構造を提案した（**図1**）[1]．すなわち，運転の全体を統括する認知レベル（strategic level：どこに，どのような道順で，いつ出発し，いつごろ到着するのか，天候や渋滞の影響を考えた場合の運転計画等），次いで，運転中に行う安全性に配慮する認知レベル（tactical level：走行場所に合わせたスピードや車間距離の調整，視界が悪い場合のライトの点灯等），そして，基本的な運転技術に関する認知レベル（operational level：アクセル，ブレーキ操作，ハンドリング等の行動）である．Tactical level と operational level はオーバーラップし，機能的に明確に二分することはできない．

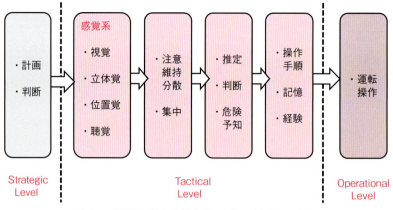

図 1 運転に関する概念的モデル（文献1より）

1. strategic level

運転の目的から始まる運転計画を立案し，実行に移すまでの認知機能を指す．運転中に起きるさまざまな状況を可能性として想起し，プランの取捨選択の中から方向性を判断，決定していく．左右の前頭前野を主体とする遂行機能が動員される．またこのレベルでは，運転の安全性に対する自己責任の自覚と自己の運転能力の限界を自覚するメタ認知を含む．このレベルは，通常のDSで評価することは難しい．

2. tactical level および operational level

時々刻々変化する運転状況に対する認知と適切な操作からなる．したがって，時間的要素も関与し情報処理速度の影響を受ける．また，危険を予知する判断と感情面のコントロールも求められ，主に前頭前野の背外側部および眼窩面の機能と関連する．

一般に，運転時に受容する感覚形式の90％は視覚であるといわれている[3]．したがって，運転に際して視空間能力の重要性が繰り返し報告されてきた[4]．走行車線内を前方車両と一定の距離を保ちながら運転する，車線変更をする等でかかわる視空間能力，建物や他の車と自分の車との距離感の把握，車庫入れのときにバックミラーに映る逆空間座標の認知等にも右角回を中心とする視空間能力が動員される．

さらに，左右の頭頂葉は方向性注意に関与し，臨床的には右角回を中心とする病巣で左半側空間無視が顕著となる．一方，左角回の損傷ではこうした右半側空間無視症状は疾患の急性期にはみられるが，時間の経過とともに軽減する．しかし，運転等の複雑な行為に際しては，左角回病変であっても，右半側への注意が低下し，その結果，空走時間が，左側からのトラック飛び出し時よりも延長したと考えられる．

また，運転は連続する動作であることから視覚性ワーキングメモリーを常に要し，主に右前頭前野の関与が想定される．そして，実際の運転操作に向け，視覚情報の運動への変換という過程を踏む．そのためには，後頭葉-頭頂葉-前頭葉（前運動野）のネットワークを要する[5]．

以上の運転に関する認知的操作は，一定時間の注意機能で維持される．歩行者や信号機等の特定の刺激に注意するとともに，広告等の運転に関連しない不必要な刺激は消去し（選択性注意），また新たな刺激に対し，注意を向け直す，あるいは同時に注意を向け（分配性注意），こ

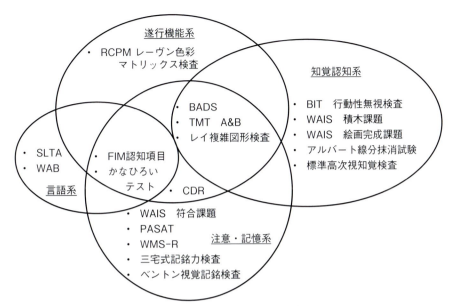

図 2　運転能力評価に用いられる神経心理学的検査（文献2より引用改変）
SLTA：Standard Language Test of Aphasia（標準失語症検査），WAB：Western Aphasia Battery，WAIS：ウェクスラー成人知能検査，WMS-R：ウェクスラー記憶検査・改訂版，PASAT：Paced auditory serial addition test，BADS：Behavioural assessment of dysexecutive syndrome（遂行機能障害症候群の行動評価　日本版），TMT：Trail Making Test，BIT：Behavioral Inattention Test（行動性無視検査　日本版），FIM：Functional independent measure，CDR：Clinical dementia rating（臨床的認知症尺度）

れらの操作を休むことなく継続する（持続性注意）能力が求められる．こうした注意機構は supervisitory attentional control（SAC）と称され，主座は前頭前野にあるとされている[6]．

　また，ハンドル，アクセル，ブレーキ等の操作を実現するためには，下肢と左右上肢の協調性および操作方法の記憶（手続き記憶）が必要となる．両手の協調動作には，「拮抗失行」の責任病巣とされる帯状回等の前頭葉内側面の関与が，左手の意図的動作には大脳半球間の離断による「左手の失行」にみられるように，脳梁および帯状回の関与が[7]，また，操作そのものの手順に関する記憶は「観念失行」にみられるように左下頭頂小葉（角回，縁上回）の関与が，また，操作手順の記憶を運動に移す過程では「観念運動失行」にみられるように，左下頭頂小葉周辺の関与が想定される．

神経心理学的検査における評価

　自動車運転能力を評価する検査には，off-road test として神経心理学的検査と DS が，on-road test として実車による運転評価がある．スクリーニング検査としては，神経心理学的検査が繁用されているが，前述の運転に要する各種の高次脳機能を反映した検査が数種類選択され，検査バッテリーとして使用している医療機関が多い．

　Marshall ら[2]は，脳卒中患者の運転能力評価に関する17の研究論文のメタアナリシスから，評価尺度として有益な神経心理学的検査を抽出し，実行・思考機能系，知覚系，注意・記憶系，言語系の4領域に分類した．図2は，Marshall らの図をもとに，筆者がわが国で使用されている神経心理検査に置き換えてまとめたものである．運転において言語系能力の占める比率は少

ないが，各種領域を網羅するスクリーニング検査が求められる．

　Marshallら[2]は，運転能力を評価する有用なスクリーニング検査として，特に Trail Making Test（TMT），レイ複雑図形および Useful Field of View Test を報告している[8]．TMT は，主に注意の配分機能を評価する検査として使われており，他の多くの研究でも運転能力をも評価する検査の1つとして報告している[8]．Useful field of view は，有効視野と訳され，中心視の周辺での視野，すなわち周辺視野の中で，実際に認知に関与できる視野範囲を指す．ある一点に注意が集中し，注視しているときでも，いかに広く周辺視野の対象に注意を向けられることができるかを測定している．加齢とともに有効視野は縮小し，交通事故とも密接に関連することが，近年，報告されてきた[9,10]．

　認知症患者の運転能力を推し量る尺度としてエビデンスの高い研究に，臨床的認知症尺度（Clinical Dementia Rating，以下 CDR）の評点があり，認知症の評価尺度として国際的に広く用いられている．認知機能に関する6項目の質問（記憶，見当識，判断力と問題解決能力，社会適応，家庭状況および趣味，介護状況）を5段階で評価する．Iversonら[11]は，CDR は，MMSE よりも運転能力を反映するとしているが，CDR は MMSE にはない広い社会性や ADL の状況，問題解決能力をも評価しているからではないかと思われる．

　視空間認知能力も運転に必須であることは繰り返し報告されてきた．Regerら[12]は27文献のメタアナリシスから，認知症患者の運転能力に関する介護者のレポート内容は，唯一，視空間認知能力および知的能力（mental state）を測る神経心理学的検査結果と相関していたと報告した．わが国で実施されている講習予備検査は，記憶力や判断力を測定する検査で，時間の見当識（検査時における年月日，曜日および時間を回答する），手がかり再生（一定のイラストを記憶し，採点には関係しない課題を行った後，記憶しているイラストをヒントなしに回答する），時計描画（時計の文字盤を描き，さらに，その文字盤に指定された時刻をあらわす針を描く）という3つの項目から，意識水準および記憶，視空間能力を個別に評価し，一定のスクリーニング機能を果たしている．武原ら[13]は，医療機関において，自動車運転能力の評価の一環として，複数の神経心理学的検査を組み合わせて行い，安全な自動車運転に必要な暫定基準値（**表1**）を示し，すべての検査結果が暫定基準値内にあれば運転再開の可能性があると報告している．

● 運転が可能な高次脳機能障害者の安全運転のための配慮

　一般に高次脳機能障害者が新たに就労，就学等の作業に取り組む場合，個人個人の障害に見合った環境調整を含めた工夫が必要となる．自動車運転再開にあたっても同様であり，配慮すべき注意点を列挙する．

　・あらかじめ運転前にルートを確認する．ルートはシンプルなものにする．

　前述の strategic level を補うために，運転の全行程は，迷うことのない，明確・単純で，渋滞等の妨害刺激の少ないルート・時間帯をあらかじめ選択しておく．

　・運転前に，体調が良いことを確認する．睡眠不足や疲労感があれば中止する．運転時間は短くする．こまめに休養をとる．

　高次脳機能障害者の中には，精神的作業に対し耐久性が低く，易疲労性を有する例がある．前日の疲労が残っている場合は，注意障害，遂行機能障害があらわれやすいので中止する．

　・運転中は話をしない．ラジオ等を聞かない．

表 1 安全な自動車運転を行うための暫定基準値[13]

	基準群の結果	暫定基準値
MMSE（点）	28.0±1.8	25 以上
Kohs-IQ	99.0±20.8	58 以上
TMT-A（秒）	111.4±36.0	183 以下
TMT-B（秒）	151.5±86.5	324 以下
PASAT 2秒（%）	55.7±20.7	15 以上
PASAT 1秒（%）	34±13.2	8 以上
BIT（点）	144.4±2.2	140 以上
WAIS-Ⅲ　符号（粗点）	55.3±16.4	23 以上
評価点	6.1±2.4	2 以上
WMS-R　図形の記憶（点）	7.0±1.4	5 以上
WMS-R　視覚性対連合（点）	9.8±4.3	2 以上
WMS-R　視覚性再生（点）	36.7±5.1	27 以上
WMS-R　視覚性記憶範囲　同順序（点）	9.6±1.9	6 以上
WMS-R　視覚性記憶範囲　逆順序（点）	8.3±1.6	6 以上

MMSE：Mini-Mental State Examination，TMT：Trail Making Test，PASAT：Paced Auditory Serial Addition Task，BIT：Behavioural Inattention Test，WAIS-Ⅲ：Wechsler Adult Intelligence Scale-Third Edition，WMS-R：Wechsler Memory Scale-Revised

　同時に複数の課題をこなす二重課題は，注意の配分を要し，前頭前野を含む大脳に負荷をかける結果となる．Just ら[14]は，機能的 MRI を用いて，運転をしながら，話しかけられた内容が正しいか誤りかを判断する課題を行ったところ，空間認知にかかわる頭頂葉の活動が 37% 低下したと報告した．

・速度を上げない．

　一般に，作業負荷には，難易度を上げる場合（質的負荷）と速度を上げる場合（量的負荷）がある．いずれも注意集中力およびさらなる作業能力を要し，前頭前野をはじめ大脳にとって負担となる．したがって，脳損傷が背景にある場合，速度を上げることは事故に結びつきやすくなる．また，動体視力は，一般に静止視力よりも低下することも速度を上げすぎないことの理由の1つである．

● 文献

1) Michon JA：A critical view of driver behavior models：what do we know, what should we do? In：Evans L, et al（eds）：Human behavior and traffic safety. Plenum Press, New York, pp485-520, 1985
2) Marshall SC, et al：Predictors of driving ability following stroke：a systematic review. Top Stroke Rehabil **14**：98-114, 2007
3) Hartman E：Driver Vision Requirements. Society of Automotive Engineers. Technical Paper Series, Hillsdale, Erlbaum, pp629-630, 1970
4) Sivak M, et al：Driving and perceptual/cognitive skills-behavioral consequences of brain damage. Arch Phys Med Rehabil **62**：476-483, 1981
5) Hamzei F, et al：Visuomotor control within a distributed parieto-frontal network. Exp Brain Res **146**：273-281, 2002
6) Shallice T, et al：The domain of supervisory processes and temporal organization of behaviour. Philos Trans

R Soc Lond B Biol Sci **351**：1405-1411, 1996
7) 渡邉　修，他：脳梁梗塞患者のリハビリテーション．リハ医学 **38**：465-470，2001
8) Bouillon L, et al：Validity of the cognitive behavioral driver's inventory in predicting driving outcome. Am J Occup Ther **60**：420-427, 2006
9) Sekuler R, et al：Visual localization：age and practice. J Opt Soc Am A **3**：864-867, 1986
10) Owsley C, et al：Visual processing impairment and risk of motor vehicle crash among older adults. JAMA **279**：1083-1088, 1998
11) Iverson DJ, et al：Practice parameter update：evaluation and management of driving risk in dementia：report of the Quality Standards Subcommittee of the American Academy of Neurology. Neurology **74**：1316-1324, 2010
12) Reger MA, et al：The relationship between neuropsychological functioning and driving ability in dementia：a meta-analysis. Neuropsychology **18**：85-93, 2004
13) 武原　格，他：脳損傷者の自動車運転再開に必要な高次脳機能評価値の検討．Jpn J Rehabil Med **53**：247-252，2016
14) Just MA, et al：A decrease in brain activation associated with driving when listening to someone speak. Brain Res **1205**：70-80, 2008

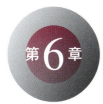

第6章 運転に際して留意すべき疾患

一杉正仁
滋賀医科大学社会医学講座法医学部門 教授

Key Questions
① どのような疾患が自動車運転に影響を及ぼすか？
② 運転中に体調変化が生じたらどうなるか？
③ 薬剤を内服しての運転は安全か？

はじめに

　自動車の運転には複雑な認知・判断・運動能力を要するため，これらに支障をきたす状態は避けなければならない．道交法第66条には，「何人も，過労，病気，薬物の影響その他の理由により，正常な運転ができないおそれがある状態で車両等を運転してはならない」と規定されており，第117条の2の2第5号では，違反した者は「3年以下の懲役又は50万円以下の罰金に処する」と記されている．したがって，自動車を運転する人に対しては，健康管理を適切に行うことが自己責任として求められている．本章では，特に脳障害者に関係した全身疾患と自動車の運転について概説する．

運転中の体調変化が事故につながる

1．内外の実態

　運転中になんらかの体調変化が生じると，運転操作に支障をきたし事故につながることがある．まずは，その実態について紹介する．フィンランドでは2003～2004（平成15～16）年に発生した交通死亡事故例を対象に，事故状況や人体損傷等を包括的に検討して原因が調べられた[1]．その報告によると，死亡事故の10.3％は運転者の体調変化に起因していたという．また，カナダで2002～2006（平成14～18）年に行われた交通事故死剖検例を対象にした検討によると，全例の9％で運転者の冠動脈疾患が事故発生に結びついていたという[2]．このように，交通事故死の約1割で運転者の体調変化が事故原因となっている．
　さて，体調変化の原因について考える．1998～2001（平成10～13）年に神奈川県内で救急搬送された交通事故患者2,560例を検討した報告によると，不整脈，てんかん，脳血管障害等が原因疾患として挙げられた[3]．また，1995～2002（平成7～14）年に福島県内で救急搬送された交通事故患者5,333例を検討した報告では，運転中の意識障害について言及されている[4]．その原因疾患として，症候性てんかんが最も多く，以下，脳血管障害，不整脈と続いた．

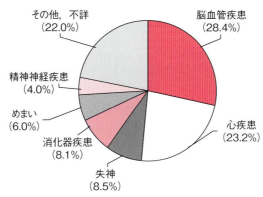

図 1 職業運転者について運転を継続できなくなった原因疾患（文献 7 より）

　もちろん，重症外傷例や死亡例ではその検索が困難であり，対象患者によって，疾患の分布は異なると思われる．運転中の突然死例を対象とした検討では，その原因として虚血性心疾患が71.7％と最も多く，以下，脳血管疾患（10.9％），大動脈疾患（10.9％），その他（6.5％）と続いた[5]．虚血性心疾患が最も多いことは，突然死一般についていえることである．すなわち突然死は，いつ，どこでも起こり得るため，運転中にもある一定の頻度で発生すると考えるべきであろう．

　次に，体調変化直後にハンドルをきる，ブレーキを踏むといった回避行動がとられていたかについても検討した．その結果，運転中に突然死した人の78.1％（虚血性心疾患で突然死した22人中19人，大動脈疾患で突然死した5人中4人，脳血管疾患で突然死した5人中2人）で，回避行動がとられていなかった[6]．また，運転中に突然死した人の病歴を調べたところ，約70％の人がなんらかの疾患に罹患中であり，うち半数以上が高血圧に罹患していた[5]．

2．わが国における職業運転者の実態

　バス運転者，トラック運転者，タクシー・ハイヤー運転者といった，いわゆる職業運転者は，運転に従事する時間が長いため，必然的に運転中の病気発生頻度も高くなる．2004〜2006（平成16〜18）年の3年間に，疾病によって運転が継続できなくなった事業用タクシー・ハイヤー運転者，トラック運転者およびバス運転者211例を対象にした報告がある[7]．発生時刻を勤務開始時からの経過時間で調べると，平均で5.7時間であり，業務の継続とともに蓄積したストレス等が体調変化に関与している可能性が考えられた．運転中（駐・停車中を除く）に体調変化が生じた187例のうち，発生直後に運転者がハンドルを操作するあるいは制動をかける等で事故を回避できたのは35.3％であり，多くの例（64.7％）では二次的な事故が生じていた．うち37例では事故によって一般人あるいは乗客が負傷しており，その数は1事故当たり平均で3.7人であった．

　体調変化の原因疾患別では，脳血管疾患が28.4％と最も多く，以下，心疾患（23.2％），失神（8.5％），消化器疾患（8.1％）と続いた（図1）．全体の36％では，運転者が当該疾患で死亡していた．死亡例を対象とした原因疾患別分類では，心疾患が最も多く（死亡例の50％），以下，脳血管疾患（死亡例の32.9％），大動脈疾患（死亡例の7.9％）と続いた．このように，いずれ

表 1 職業運転者を対象にした検討[7]
―職種別にみた体調変化時の状況―

	バス	タクシー・ハイヤー	トラック
業務開始から運転中止までの平均時間	3.3*	7.7	7.2
事故を回避できた割合（％）	56.8*	17.6	14.6

*p＜0.01

も脳血管疾患と心疾患で全体の半分以上を占めていた．ストックホルムにおける患者対照研究によると，職業運転者は一般住民に比べて急性心筋梗塞の発生頻度が有意に高かったという[8]．したがって，職業運転者では，よりいっそう疾患の発症予防に取り組む必要があろう．

職業運転者の職種別に体調変化時の状況を比較したところ，バス運転者は業務開始から平均3.3時間で運転中止に至っており，タクシー運転者やトラック運転者（それぞれ7.7時間および7.2時間）に比べて有意に短かった．その結果，事故を回避できた割合もバス運転者で56.8％と，タクシー運転者の17.6％やトラック運転者の14.6％に比べて有意に高かった（表1）．これは，運転者が体調変化を自覚した際に，早期に運転を中止することの重要性を示唆している．体調変化を自覚してからも無理に運転を続ければ，高率に事故につながり，自らの生命や一般交通社会参加者を危機にさらすことになる．

特に注意すべき疾患

1．高血圧

高血圧症患者は全国で約4,000万人であり，国民の30％以上を占める[9]．このうち，40〜74歳では実際に降圧治療を受けている人は22.9％と低いという[10]．つまり，多くの人がコントロール不良な高血圧の状態であることになる．高血圧はさまざまな疾患の発症に影響を及ぼすが，特に虚血性心疾患や脳卒中のリスクファクターとして知られる．厳格な降圧管理を行うことは，これら疾患の罹患率や死亡率低減につながる．わが国の疫学調査研究をまとめた報告によると，国民全体の平均収縮期血圧が2 mmHg低下することで脳卒中死者は9,127人，虚血性心疾患死者は3,944人低減できるという[9]．したがって，生活習慣の是正，薬物療法による積極的な降圧治療が行われれば，交通事故負傷者も低減されるであろう．

2．糖尿病

2012（平成24）年の国民健康・栄養調査によると，「糖尿病が強く疑われる人」は950万人，「糖尿病の可能性を否定できない人」は1,100万人と併せて2,050万人である．欧米で行われた糖尿病患者の交通事故実態調査によると，過去2年間になんらかの交通事故を起こした人は，1型糖尿病患者の19％，2型糖尿病患者の12％，非糖尿病者の8％であった[11]．さらに，1型糖尿病患者では運転中に低血糖を起こした比率も高かった．わが国において，糖尿病の外来患者を対象にした調査によると，自動車運転中に低血糖の経験があったのは，1型糖尿病患者の35.6％，2型糖尿病でインスリンを使用している患者の13.8％，2型糖尿病でインスリンを使用していない患者の2.7％であった[12]．また，他のアンケート調査によれば，運転中の低血糖経験者は9.2％であり，そのほとんどがインスリン使用者であった[13,14]．したがって，糖尿病（特

に1型糖尿病)患者では，まず運転中の低血糖を予防しなければならない．

　低血糖とは，血糖値が70 mg/dl以下の状態を指す．一般に，血糖値が50～70 mg/dlでは，発汗，振戦，動悸等の交感神経症状がみられる．自律神経障害者や低血糖を繰り返している人では，無自覚性の低血糖状態になりやすく，気づかぬうちに重度の低血糖から意識障害に陥ることがある[15]．上記のように運転中に低血糖状態になると，認知，判断，運動能力に影響が生じるため，このような状態は回避されなければならない．

　食事前に運転する場合には自己血糖測定を行い，血糖値が85 mg/dl以下ならば補食を行うことが望まれる．そのほか，30％混合型インスリンを使用している患者では昼前に低血糖になりやすいこと，長時間の運転では血糖値が低下していくこと等から，少なくとも2時間に1度は休憩をとり，食事の時間前等に自己血糖測定を行うことが望ましい．特に，低血糖に備えて，自動車内にあめ玉やジュースを常備するべきである．低血糖症状が少しでもみられたら，速やかに自動車を停止して，症状改善を図る必要がある．

3．アレルギー性疾患

　2008（平成20）年に行われた調査では，アレルギー性鼻炎の有病率は39.4％と，10年前の29.8％をはるかに上回っていた[16]．したがって，アレルギー症状を呈する人が自動車を運転することは日常的である．アレルギー症状があると勉学効率が低下することや，労働生産性に影響が生じることが指摘されている[17～19]．特に，かゆみを伴う皮膚疾患を有するビジネスマンの半数以上が，かゆみによって仕事に支障をきたし，判断力や作業効率の低下をきたしたという[20]．したがって，アレルギー疾患でみられるかゆみ，連続的なくしゃみ，流涙や眼脂等は，自動車運転にも支障をきたすことがある．これらの諸症状を軽減させることは，自動車運転を安全に行ううえでは欠かせないことであり，薬剤による早期のコントロールが望まれる．

4．失神

　失神は「一過性の意識消失の結果，姿勢が保持できなくなり，かつ自然に，または完全に意識の回復がみられること」と定義される[21]．米国において，全入院患者の1～3％，救急搬送患者の3～5％は失神が原因といわれている[22]．悪心や発汗といった前駆症状を伴うこともある．失神をきたす病態は，自律神経障害，血管迷走神経反射，不整脈，器質的心疾患等さまざまであるが，共通する病態生理は脳の一過性低灌流である．わが国で救急搬送された失神患者を調査したところ，原因として血管迷走神経性が31％，心原性が10％と多かったが，32％ではその原因が不明であった[23]．

　さて，1996～1998（平成8～10）年に米国で失神と診断された3,877人を対象にした検討がある[24]．対象の9.8％（381人）は自動車運転中に発症していた．これら運転中に発症した381人のうち，87.4％ではなんらかの前駆症状があり，頭痛，嘔気，発汗，動悸の順に多かった．運転中に発生した失神の原因は神経因性が37.3％と最も多く，不整脈が11.8％であった．また，381人中72人は，日ごろから失神発作を繰り返していたという．このように，運転中の失神発作のほとんどで，なんらかの前駆症状を伴うことがわかる．したがって，運転者が異変を自覚したときに，自主的に車両を停車させれば事故が予防できると思われる．もちろん，原疾患の管理が厳格に行われることも重要である．

5．睡眠障害

不眠は心身に大きな影響を及ぼす．特に，不眠によって昼間の QOL に大きな影響が生じることが指摘されているが，当然，自動車運転に支障をきたすことにもなる．不眠症患者では，交通事故の発生数が多く，良眠者に比べて居眠り運転率も高い[25]．不眠症は，入眠障害，中途覚醒，早朝覚醒，熟眠障害に分類される．不眠を訴える人には，これらのうち1つを持つ人から複数のタイプを併せ持つ人までいる．2000（平成12）年に厚生労働省が行った保健福祉動向調査によると，20歳以上の44.8％が，入眠困難，中途覚醒，早朝覚醒のいずれか1つ以上を持っていた[26]．したがって，これらの人が不眠症を適切に治療することは，安全に自動車を運転するうえで必要なことである．根本的には，不眠症状を惹起する器質的疾患や心理的要因を除去しなければならない．薬物療法は即効性があり，翌日の生活に支障をきたさないようにするうえでは有用な手段である．前記の調査によると，眠るために睡眠薬を常用する割合は，男性の3.0％，女性の3.9％であった[27]．

睡眠時無呼吸症候群（sleep apnea syndrome，以下 SAS）に罹患している人は居眠り運転を起こしやすい．2004（平成16）年のメタアナリシスによると，SAS 患者は健常者に比べて2.5倍交通事故を起こしやすかった[28]．また，わが国における調査でも，SAS 患者の11.1％が過去5年以内に交通事故を起こしており，特に，無呼吸低呼吸指数（apnea hypopnea index：AHI）が60以上の重症群では，その割合が16.1％と高かった[29]．わが国では数百万人の SAS 患者がいるといわれているが，治療を受けている人は10万人程度と少ない．持続的陽圧呼吸治療によって症状が軽快すれば交通事故発生率が低減するという[29]．したがって，日常的に自動車を運転する人に対しては，SAS のスクリーニングが行われるようになっているが，コントロール不十分の SAS 患者が自動車を運転するという状態は避けなければならない．

6．てんかん

てんかんは，大脳の神経細胞が過剰に興奮することで，反復性に発作を生じる疾患である．わが国には約100万人の罹患者がいるといわれている．海外において，てんかん患者は他の疾患を持つ人よりも交通事故を起こしやすいとされている[30]．

わが国では，道交法の改正によって，てんかん患者も運転免許を取得できるようになった．その結果，てんかん患者による自動車事故も散見されている．日本てんかん学会が行った調査では，2007（平成19）年にてんかん発作による事故は176件発生していたという[31]．中には，てんかんのコントロールが不良であるにもかかわらず，無申告で免許を取得あるいは更新している例もみられる．2012（平成24）年6月に警察庁が公表したところによると，てんかんが原因となった交通事故のうち，運転者が病状を申告せずに免許を取得・更新した例が69％を占めていたという．てんかんは，適切な薬物療法によって，患者の約7割において発作のコントロールが可能であるという．したがって，良好なコントロールのもとに自動車運転がされるべきであろう．

てんかん発作を起こした患者では，まず2年間は運転が禁止され，発作がないことや療養状況等の観察を受けてから運転の許可が考慮される．てんかん発作を予防するうえでは，まず，規則正しく抗てんかん薬を内服することが求められる．しかし一方で，神経症状（眠気，ふらつき，運動失調）の副作用がみられることがある．わが国で処方されているほとんどの抗てん

表 2 一定の病気に係る免許の可否等の運用基準

1．統合失調症
2．てんかん
3．再発性の失神
 (1) 神経起因性（調節性）失神
 (2) 不整脈を原因とする失神
 (3) その他特定の原因による失神（起立性低血圧等）
4．無自覚性の低血糖症
 (1) 薬剤性低血糖症
 (2) その他の低血糖症（腫瘍性疾患，内分泌疾患，肝疾患，インスリン自己免疫症候群等）
5．そううつ病
6．重度の眠気の症状を呈する睡眠障害
7．その他精神障害（急性一過性精神病性障害，持続性妄想性障害等）
8．脳卒中（脳梗塞，脳出血，くも膜下出血，一過性脳虚血発作等）
9．認知症

かん薬では，副作用として最も多いのが眠気であり，その発現率は約 10～30％である[32]．したがって，服薬していることを前提に，自動車運転に支障をきたす副作用がないことを確認して運転が行われるべきである．もちろん，道交法では，抗てんかん薬を内服しているからといって自動車の運転を禁止する規定はない．疾病が良好にコントロールされ，安全な運転ができる状態が求められているのである．

7．認知症

「一定の病気に係る免許の可否等の運用基準」(**表2**) の第 9 項に示すように，アルツハイマー型認知症，血管性認知症，前頭側頭型認知症およびレビー小体型認知症に罹患している人は自動車運転免許の取得はできず，取り消しとなる．そして，その他の認知症（甲状腺機能低下症，脳腫瘍，慢性硬膜下血腫，正常圧水頭症，頭部外傷後症候群）では，医師の診断を踏まえて 6 カ月を超えない範囲内で期間を定めて免許の効力を停止することができる旨が定められている．

2009（平成 21）年 6 月に施行された改正道交法では，75 歳以上の高齢運転者全員に対して，免許証更新時に認知機能検査を行うことが定められた．その結果，第 1 分類（認知症のおそれあり）と判断されても，基準行為と呼ばれる 15 の違反行為をしていなければ，免許更新が可能であった．そして，違反行為を犯した運転者に対してのみ，医師の診断を受けることが義務化されていた．しかし，認知症が疑われる高齢者の交通事故は増加しており，2014（平成 26）年には，高速道路における車の逆走のうち，認知症の疑いがある人が運転していたのは 12％であった．また，2014（平成 26）年に 75 歳以上の運転者が起こした死亡事故は 471 件で，うち 181 件では，運転者が免許更新時の検査で第 1 または第 2 分類と判定されていたという．このような実態を受け，2015（平成 27）年 6 月に改正道交法が可決され，今後は認知機能検査で第 1 分類と判定された人はすべて医師の診断を受け，認知症の有無を判定されるように義務付けられる．また，第 2 あるいは第 3 分類と判定された人でも，特定の違反行為があれば，臨時の認知機能検査を受けなければならず，そこで第 1 分類と判定されれば，同様の手続きが義務化される（**図2**）．

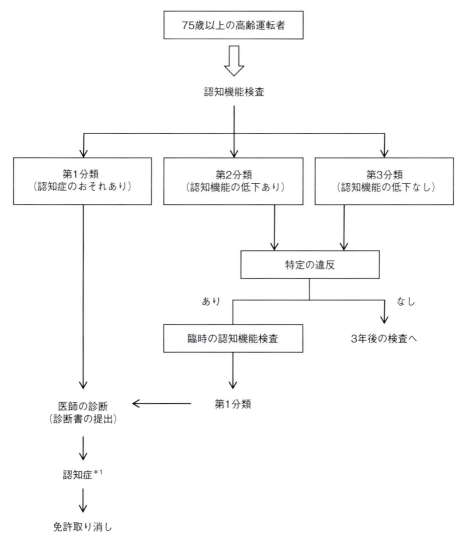

図2 75歳以上の高齢運転者の免許更新

事故予防を目的とした疾患管理の重要性

　冒頭で述べたように，事故原因ともなり得る心疾患および脳血管疾患の発症には，高血圧，糖尿病，脂質代謝異常症，肥満，喫煙習慣等のさまざまな危険因子が関与している．したがって，これらの危険因子を減らすべく日常生活習慣の是正に取り組む必要がある．筆者が栃木県の全タクシー運転者を対象に行った調査[33]では，定期的に医療機関を通院して既往疾患の治療を受けている人は，運転中の体調変化による事故やヒヤリハットを起こす率は有意に低かった．ひとたび運転中に体調変化が生じれば，運転に支障をきたし，高率に事故につながる．したがって，運転者の健康状態を良好に保つことは，単に個人の健康を増進することだけでなく，社会安全といった公衆衛生上の観点からも重要なことである．原疾患のコントロールを良好に保つ

うえで，必要に応じて薬剤が利用されるべきである．特に，日常的に自動車を運転する人に対しては，厳しい疾患の管理が求められよう．

● 文献

1) Tervo TM, et al：Observational failures/distraction and disease attack/incapacity as cause（s）of fatal road crashes in Finland. Traffic Inj Prev **9**：211-216, 2008
2) Oliva A, et al：Autopsy investigation and Bayesian approach to coronary artery disease in victims of motor-vehicle accidents. Atherosclerosis **218**：28-32, 2011
3) 田熊清継，他：内因性疾患による交通外傷の検討．日救急医会誌 **17**：177-182，2006
4) 篠原一彰，他：運転中に意識障害発作を起こした症例の検討．日交科協会誌 **3**：45-50，2003
5) 一杉正仁，他：運転中の突然死剖検例の検討．日交科協誌 **7**：3-7，2007
6) Motozawa Y, et al：Sudden death while driving a four-wheeled vehicle-an autopsy analysis. Med Sci Law **48**：64-68, 2008
7) Hitosugi M, et al：Sudden illness while driving a vehicle-a retrospective analysis of commercial drivers in Japan. Scand J Work Environ Health **38**：84-87, 2012
8) Bigert C, et al：Time trends in the incidence of myocardial infarction among professional drivers in Stockholm 1977-96. Occup Environ Med **61**：987-991, 2004
9) 日本高血圧学会高血圧治療ガイドライン作成委員会 編：高血圧治療ガイドライン 2009．ライフサイエンス出版，2009
10) 藤田敏郎，他：高血圧および高脂血症の薬物療法の現状と課題．Prog Med **26**：2297-2306，2006
11) Cox DJ, et al：Diabetes and driving mishaps-frequency and correlations from a multinational survey. Diabetes Care **26**：2329-2334, 2003
12) 松村美穂子，他：糖尿病患者の自動車運転．Prog Med **32**：1605-1611，2012
13) 安田圭吾，他：糖尿病者における自動車事故の実態―多施設共同調査成績．糖尿病 **49**（Suppl 1）：S180，2006
14) 林　慎，他：糖尿病者における自動車運転状況および低血糖の実態―多施設共同調査成績．糖尿病 **49**（Suppl 1）：S180，2006
15) 布井清秀：緊急を要する高血糖・低血糖．Medicina **45**：1058-1061，2008
16) 馬場廣太郎，他：鼻アレルギーの全国疫学調査 2008（1998 年との比較）：耳鼻咽喉科医およびその家族を対象として．Prog Med **28**：2001-2012，2008
17) Walsh JM, et al：Drugs and driving. Traffic Inj Prev **5**：241-253, 2004
18) McMenamin P：Costs of hay fever in the United State in 1990. Ann Allergy **73**：35-39, 1994
19) Lamb CE, et al：Economic impact of workplace productivity losses due to allergic rhinitis compared with select medical conditions in the United States from an employer perspective. Curr Med Res Opin **22**：1203-1210, 2006
20) 室田浩之，他：かゆみを伴う皮膚疾患における抗ヒスタミン薬の選択―薬剤のパフォーマンスに及ぼす影響を考慮して．診療と新薬 **47**：964-973，2010
21) 井上　博，他：循環器病の診断と治療に関するガイドライン（2005-2006 年度合同研究班報告）失神の診断・治療ガイドライン．Circ J **71**（Suppl Ⅳ）：1049-1101，1103-1114，2007
22) Alshekhlee A, et al：Incidence and mortality rates of syncope in the United States. Am J Med **122**：181-188, 2009
23) Suzuki M, et al：Long-term survival of Japanese patients transported to an emergency department because of syncope. Ann Emerg Med **44**：215-221, 2004
24) Sorajja D, et al：Syncope while driving-clinical characteristics, causes, and prognosis. Circulation **120**：928-934, 2009
25) Stoller MK：Economic effects of insomnia. Clin Ther **16**：873-897, 1994
26) Kaneita Y, et al：The relationship between depression and sleep disturbance：a Japanese nationwide general population survey. J Clin Psychiatry **67**：196-203, 2006
27) Kaneita Y, et al：Use of alcohol and hypnotic medication as aids to sleep among the Japanese general

population. Sleep Med **8**：723-732, 2007
28) Sassani A, et al：Reducing motor-vehicle collisions, costs, and fatalities by treating obstructive sleep apnea syndrome. Sleep **27**：453-458, 2004
29) 塩見利明，他：睡眠時無呼吸症候群における居眠り運転事故調査．国際交通安全学会誌（IATSS Rev）**35**：22-25，2010
30) Sheth SG, et al：Mortality in epilepsy：driving fatality vs other causes of death in patients with epilepsy. Neurology **63**：1002-1007, 2004
31) 井上有史，日本てんかん学会法的問題検討委員会，他：てんかんをもつ人における運転免許の現状と問題点―道路交通法改正5年後の公安委員会・医師へのアンケート調査．てんかん研究 **26**：483-489，2009
32) 一杉正仁：薬剤の内服と自動車の運転について．日医新報 **4552**：83-87，2011
33) Hitosugi M, et al：Main factors causing health-related vehicle collisions and incidents in Japanese taxi drivers. Rom J Leg Med **23**：83-86, 2015

第7章 薬剤と自動車運転

一杉正仁
滋賀医科大学社会医学講座法医学部門 教授

Key Questions

① 薬剤が自動車の運転にどのような影響を及ぼすか？
② 自動車を運転する人にどのような薬剤が選択されるべきか？
③ 自動車を運転する人に対する適切な服薬指導とは？

● 薬剤の副作用と自動車の運転

　運転中に急激な体調変化が生じると，正常な運転に支障をきたす．したがって，運転中の体調変化を予防するべく，疾患が良好にコントロールされていなければならない．そのために，必要な薬剤は適切に内服されるべきである[1]．

　薬剤にはさまざまな副作用がある．したがって，期待される効果が得られたとしても，副作用によって日常生活に支障をきたすことがある．一部の作用によって，自動車の運転操作に影響を及ぼすことがある．まず，薬剤の内服と自動車事故との関係について考える．EUのプロジェクトとして行われた，疾病や薬剤の内服と自動車事故リスクについての報告がある[2]．62のcase-control studyに基づくメタアナリシスであり，道路交通事故の危険因子が相対危険度（relative risk，以下RR）とともに公表された．その結果，"運転者のアルコール飲用"はRR＝2.0と最も高く，"神経疾患の罹患"はRR＝1.75であった．そして，"薬剤の内服"はRR＝1.58と有意に高かった．しかしこの結果から，薬剤の内服が自動車の運転において危険であると一概に判断できない．報告書内にも記載されているが，必要な薬剤を内服せず，未治療の状態で運転することのほうが危険なのである．したがって，原疾患に対する治療がまず優先されるべきである．

　また，カナダにおいて，自己申告に基づく健康状態と交通外傷についての前向き縦断研究が行われた[3]．その結果，鎮痛薬，抗うつ薬，睡眠薬の使用によって，交通外傷を負う危険性が1.6〜2.7倍になると報告された．しかし同様に，薬剤の内服自体は原疾患が抱えるnegative effectを低減させていると記された．厳密には，ある疾患に罹患していながら未治療の運転者と，内服薬等でコントロールされている運転者との間で交通事故のリスクを比較しないと，薬剤自体のリスクを論じることはできないだろう．現時点では，まず原疾患を良好にコントロールすべきことを前提にして薬剤の選択を考える必要がある．具体的には，自動車の運転に及ぼす影響が少ない薬剤が望まれる．

一部の薬剤が眠気を誘発し，自動車の運転に支障をきたすことがある．また，眠気を自覚しなくても，脱力感や頭重感等の症状を訴え，結果的に認知・作業能力が低下していることもある．筆者は，薬剤が自動車運転に及ぼす影響を考えるうえでは，実車による試験あるいはより実車に近い環境を再現したドライビングシミュレーター（以下，DS）を用いた試験が，最も信頼できると考える[4]．実車試験で自動車運転技能に及ぼす影響を調べる指標として standard deviation of lateral position（SDLP）が知られている[5]．これは，研究参加者が時速約 90 km で幹線道路を 1 時間以上走行する試験で，その間に自動車が左右へ偏位した幅を測定するものである．コントロールの状態と被験薬剤を内服した状態で，その値が比較される．しかし，高速度で 1 時間以上運転し続けるという状況設定は，わが国の日常的交通事情にそぐわない．また，実車実験は危険性や乗員への恐怖感を伴う．したがって，実車と同等の設備や機能を備え，十分に実交通環境が再現できる DS による試験結果が，十分信頼できると考える．以下では，DS を用いた検討結果および疫学研究のエビデンスに基づいて，自動車運転に支障をきたすと考えられる代表的な症状と薬剤について概説する．

代表的な薬剤と諸症状

1．眠気，ふらつき，全身倦怠感
1）向精神薬

　向精神薬であるベンゾジアゼピン系，非ベンゾジアゼピン系の睡眠薬，抗うつ薬，抗不安薬，抗精神病薬等は，鎮静作用や睡眠作用を目的に使用されることがあるので，服薬中にしばしば眠気やふらつきがみられる．近年までに諸外国で行われた疫学研究では，ベンゾジアゼピン系薬剤，抗うつ薬の使用と交通事故との間に有意な因果関係があると報告された[6,7]．一般に，向精神薬によって注意力や集中力の低下が生じる可能性は容易に考えられる．したがって，日常的に自動車を運転する人には注意を喚起する必要がある．薬剤の服用時間，服用量，種類等によって，生じる影響はさまざまであるが，薬剤の半減期や中枢移行率等を参考にする必要がある．

2）抗アレルギー薬

　日常的に処方されている抗アレルギー薬について考える．抗ヒスタミン薬は，じん麻疹，アトピー性皮膚炎等のかゆみを伴う疾患やアレルギー性鼻炎，花粉症等のアレルギー性疾患の治療に用いられる．古くから利用されてきた第一世代の抗ヒスタミン薬の服用によって眠気，めまい，倦怠感等の副作用が高率にみられる．1990 年以降に発売された，いわゆる第二世代の抗ヒスタミン薬は，それ以前からある第一世代に比べて眠気等の中枢神経系副作用と抗コリン作用が軽減されている．しかし，初期に発売された薬剤は血液脳関門を通過して中枢神経抑制作用を起こしやすい．1998 年までの報告に基づくメタアナリシスでは，第一世代の抗ヒスタミン薬内服と交通事故発生との間には有意な因果関係があること，眠気とともに作業効率低下についての客観的所見があると報告されている[8]．しかし，第二世代の抗ヒスタミン薬を対象に，交通事故発生との因果関係を検討した疫学研究はない．さらに，DS を用いた検討によると，比較的新しい第二世代の抗ヒスタミン薬については，自動車運転能力に影響を及ぼすというエビデンスは認められない．比較的新しい第二世代の抗ヒスタミン薬では，脳内のヒスタミン H_1 受容体占拠率が低い傾向であり，眠気をきたしにくいことが明らかにされた[9]．

以上より，自動車を運転する人には，鎮静性が少ない第二世代の抗ヒスタミン薬が推奨される[10]．しばらく薬剤を服用したうえで，眠気や作業能力の低下がないかを確認し，服用者に最も合った薬剤，すなわち副作用が少ない薬剤が選択されたうえでの自動車運転が望まれる．

3）筋弛緩薬，抗パーキンソン病薬等

肩こりや腰痛に対する筋弛緩薬であるが，骨格筋の過度の緊張亢進を改善させる効果がある．中でも中枢性骨格筋弛緩薬や中枢性筋弛緩薬を内服すると，眠気やふらつきが出現することがある．また，パーキンソン病患者では，睡眠障害を合併することが多いが，ドパミン作動薬を内服することで突発性睡眠をきたすことが報告されている．そして，禁煙補助薬でも，服用後にめまいや傾眠によって交通事故に至ったという報告がある．いずれも，処方の際には注意を要する．

2．血糖低下，血圧低下

糖尿病患者では，運転中に低血糖発作を起こすことがある．特に，自律神経障害者や低血糖を繰り返している人では，気づかぬうちに意識障害に陥ることがある[11]．わが国の糖尿病患者を対象にした調査によると，運転中の低血糖経験者の多くがインスリン使用者であったという[12~14]．しかし，2型糖尿病で内服薬による治療を受けている人の約3％が，運転中に低血糖を経験したことがあるという[14]．複数の経口血糖降下薬を内服している患者では，空腹時に低血糖状態に陥る可能性がある．したがって，インスリン使用者に対してはもちろんのこと，糖尿病に対する内服治療を行っている患者に対しては，まず運転中の低血糖予防に配慮する必要がある．

また高血圧は，心・脳血管系疾患のリスクファクターであり，運転中の病気発症を予防するうえでも厳格な降圧管理が重要である．しかし，降圧薬を内服している人では，低血圧による立ちくらみ，めまいが生じることもある．血圧には日内変動や季節性変動がみられるので，内服薬の投与初期や増量時には十分注意を払う必要がある．

3．眼症状等

アセチルコリンのムスカリン受容体作動薬としてピロカルピンが，受容体拮抗薬としてアトロピンが知られている．前者は縮瞳をきたし，後者は散瞳をきたすが，眼科疾患の診断や治療に用いられる．これらの薬剤が利用された後には，物が見づらい，まぶしい，目の焦点が合いにくい等の症状があるため，自動車の運転は避けなければならない．そのほか，副交感神経遮断薬（抗コリン薬）には，鎮痛や内視鏡検査時の消化管運動抑制を目的に用いられるブチルスコポラミン臭化物等がある．使用後に，抗コリン作用による眼症状や眠気等が出現することがある[1]．以上の内容は，検査を担当する医療従事者が知っておくべきことである．

4．抗癌剤

わが国では国民の約2人に1人が一生のうちに癌になり，そして，約3人に1人が癌で死亡する．政府は2012（平成24）年に，癌患者を含む国民が癌を知り，癌と向き合い，癌に負けることのない社会を目指す新たな基本計画を策定した．癌患者が，就労を含めて積極的に社会に参加することが目指されており，自動車を運転することもある．たとえ体内に癌があってもあ

るいは癌の治療中であっても，自動車の運転に支障がなければ運転は可能である．しかし，自動車の運転に支障をきたさないことが条件であり，抗癌剤の副作用を十分考慮する必要がある．倦怠感，悪心，嘔吐，下痢等の副作用で運転に集中できない，うまく体を動かせないといった際には，運転を控えるべきである．また，抗癌剤の溶解液にエタノールが混入されているものがある．したがって，抗癌剤を使用している患者では，薬剤の特徴や副作用の発現状況を確認しながら自動車を運転する必要がある．

市販薬について

　市販薬の一部には，眠気を惹起する成分が含有されている．特に，かぜ薬，鎮咳去痰薬，乗り物酔い薬，アレルギー用薬，催眠鎮静薬等に含まれている．代表的なのはジフェンヒドラミン塩酸塩，d-クロルフェニラミンマレイン酸塩であり，第一世代の抗ヒスタミン薬に分類される成分である[1]．市販薬の一部には眠気をきたす成分が含まれていることを，一般の人に広く啓発する必要がある．特に，日常的に自動車を運転する人に対しては，自らの判断で薬剤を選択するよりも，医師等に相談したうえで内服されることをお勧めしたい[15]．筆者は安全性の観点から，職業運転者は自らの判断で市販薬を利用するより，医師に相談したうえで適切な薬剤が選択されることが望ましいと考える．

添付文書と薬剤の選択

　医療用医薬品添付文書（以下，添付文書）は医薬品医療機器等法で規定された製品説明書であり，医師，歯科医師および薬剤師に対する基本情報を企業が作成したものである．組成，用法・用量，薬効薬理，体内動態，副作用，使用上の注意等が記載されている．そして，当時の科学技術に関する知識によって知り得る副作用，相互作用等の事実をすべて記載することになっている．さて，添付文書内に，「眠気を催すことがあるので，本剤投与中の患者には自動車の運転等危険を伴う機械の操作には従事させないよう十分注意すること」，あるいは「眠気を催すことがあるので，本剤投与中の患者には自動車の運転等危険を伴う機械の操作には特に注意させること」と記載されている薬剤がある．記載を厳密に遵守するならば，これら薬剤を内服中の患者は自動車を運転できないことになる．医療用医薬品集に掲載されている薬剤について，このような記載がある薬剤は400種類以上に上る[16]．このような記載がある患者に対して，すべて自動車の運転を禁止することは不可能である．もし，そうであるならば，ある一定の疾患を有する患者は自動車の運転が不可能ということになる．これは，近年のわが国の大きな流れである交通バリアフリー法の趣旨と矛盾することになる．

　例えばてんかんを例にとる．わが国で発売されているほとんどの抗てんかん薬には，眠気の副作用が記載されており，その頻度は約10～30%である[10]．そして，これら薬剤の添付文書には，「……自動車の運転等危険を伴う機械の操作には従事させないよう十分注意すること」と記載されている．この添付文書の記載が絶対的なものであるならば，抗てんかん薬を内服している患者は自動車を運転できないことになる．

　しかし，わが国では，抗てんかん薬を内服しているからといって自動車の運転を禁止する法律はない．疾病が良好にコントロールされ，安全運転をできる状態であれば運転資格が法的に認められている．これについては，わが国の司法判断でも明らかである．2008（平成20）年3

月にトラックの運転者が，運転中にてんかん発作で意識を消失し2人を死傷させる事故が発生した．この運転者は事故の3年前から抗てんかん薬を処方されていたが，規則正しい服用を怠っていたという．運転者は刑事裁判で，薬剤の服用を怠っていたことを裁判長から非難されたうえで，実刑判決を言い渡された．抗てんかん薬を正しく内服するべきであるという司法判断は，疾患を良好にコントロールすべきことを示唆しているのである[10,15]．また，抗ヒスタミン薬を対象にした検討では，添付文書内の前記記載が必ずしも眠気の副作用発生頻度と関連していないと指摘されている[17]．そして，添付文書の記載内容にとらわれることなく，抗ヒスタミン薬を内服している患者に対しては，眠気等をきたす可能性があることを十分説明する必要があるという．

　冒頭でも記載したように，原疾患のコントロールをまず優先すべきであり，そのために適切な薬剤が使用されなければならない．副作用として眠気が生じるかもしれない等の情報は，自動車の運転を含めた日常生活を行ううえで必要である．したがって，このような情報を患者に説明することは，インフォームド・コンセントの一環であり，医師の義務ともいえよう．もちろん，添付文書内に前記の注意が記載されていない薬剤でも，眠気が生じ得ることが報告されている薬剤の処方時には，同様の情報提供と注意喚起が必要である．

適切な服薬指導

　自動車の運転に関することについては，実地医療現場で触れられることが少ない．例えば，アレルギー性鼻炎で通院経験がある患者に対する調査では，自動車を運転する際の注意について説明を受けていなかった人は41.6％にも上ったという[18]．また，抗癌剤のパクリタキセルを投与されている患者の1/3以上では，溶解液にアルコールが含まれているため自動車の運転を控えるべきことを医療従事者から説明されていなかったという[19]．実務上は添付文書の記載を十分に考慮したうえで，主治医が患者に対して適切な処方薬を選択すべきである．そして，自動車運転に支障をきたす副作用が生じる可能性がある場合は，その旨，患者に情報提供を行う必要がある．したがって，まず，患者の生活背景を理解し，自動車の運転を前提にした服薬指導が重要である．自動車の運転に影響を及ぼす可能性がある薬剤を処方する際には，起こりやすい副作用を患者に説明する必要がある．そして，当該薬剤内服後に運転に支障が出た場合には，無理に運転を継続しないよう伝え，早期に来院するように指示すべきである．また，患者からの申し出がない場合でも，しばらく薬剤を服用したうえで眠気や作業能力の低下がなかったかを確認することが望ましい．服用者に最も合った薬剤，すなわち副作用が少ない薬剤が選択されたうえでの自動車運転が望まれる．

文献

1) 一杉正仁：薬剤の内服と自動車の運転について．日医新報　**4552**：83-87，2011
2) Vaa T, et al：Impairments, disease, age and their relative risks of accident involvement：results from meta-analysis 2003. Available from URL：http://www.immortal.or.at/deliverables.php#top（2015年10月1日引用）
3) Vingilis E, et al：Medical conditions, medication use, and their relationship with subsequent motor vehicle injuries：examination of the Canadian National Population Health Survey. Traffic Inj Prev　**13**：327-336, 2012

4) Hitosugi M, et al : Support for the stroke patients in resumption of driving : a patient survey and driving simulator trial. Int J Gen Med **4** : 191-195, 2011
5) Verster JC, et al : Standard operation procedures for conducting the on-the-road driving test, and measurement of the standard deviation of lateral position (SDLP). Int J Gen Med **4** : 359-371, 2011
6) Orriols L, et al : The impact of medicinal drugs on traffic safety : a systemic review of epidemiological studies. Pharmacoepidemiol Drug Saf **18** : 647-658, 2009
7) Orris L, et al : Benzodiazepine-like hypotonics and the associated risk of road traffic accidents. Clin Pharmacol Ther **89** : 595-601, 2011
8) Moskowitz H, et al : Antihistamine and Driving-related Behavior—A Review of the Evidence for Impairment (DOT HS 809 714). Washington DC, National Highway Traffic Safety Administration, pp1-36, 2004
9) 谷内一彦，他：中枢に移行しない第2世代抗ヒスタミン薬：PETによる脳内移行性に関する研究．西日皮膚 **71** : 3-6, 2009
10) 一杉正仁：薬剤の内服と自動車運転，添付文書をどう解釈するか．Dermatology Today **8** : 15-16, 2012
11) 布井清秀：緊急を要する高血糖・低血糖．Medicina **45** : 1058-1061, 2008
12) 安田圭吾，他：糖尿病者における自動車事故の実態：他施設共同調査成績．糖尿病 **49**(Suppl 1) : S180, 2006
13) 林　愼，他：糖尿病者における自動車運転状況および低血糖の実態：他施設共同調査成績．糖尿病 **49**(Suppl 1) : S180, 2006
14) 松村美穂子，他：糖尿病患者の自動車運転．Prog Med **32** : 1605-1611, 2012
15) 一杉正仁：運転管理に必要な疾病・薬剤の知識．労働科学 **87** : 240-247, 2011
16) 寒河江和子，他：車の運転と薬剤．調剤と情報 **11** : 443-456, 2005
17) 木津純子：抗ヒスタミン薬と自動車運転．Prog Med **32** : 1647-1651, 2012
18) 榎本雅夫：「医師の診察実態とインペアード・パフォーマンスに対する患者の認識」に関するアンケート調査．Prog Med **27** : 2112-2121, 2007
19) 伴　晶子，他：パクリタキセル製剤に含まれるアルコールの影響に関する検討．日病薬誌 **45** : 1123-1126, 2009

第8章 運転再開に際して求められる法的知識

一杉正仁
滋賀医科大学社会医学講座法医学部門 教授

Key Questions
① 身体障害のある者への自動車運転支援時に知っておくべき法律は？
② 疾病を抱える者への自動車運転支援時に知っておくべき法律は？
③ 医学的見地に基づく，現行制度の問題点は？

自動車運転と法律

　わが国では，2002（平成14）年6月に改正された道交法で，障害者にかかわる免許取得の欠格事由はすべて廃止された．すなわち，特定の疾患患者が一律に自動車運転免許を取得できないという欠格事由が廃止され，免許取得の可否について個別に判断されることとなった．これは，交通の安全と障害者の社会参加の両立を確保するために見直されたものである．根本的な概念として，安全運転に必要な身体的能力や知的能力は運転免許試験（適正，技能，学科試験）で確認することが示され，一定の病気に罹患していても自動車の安全な運転に支障がないことや，支障がない程度まで回復する場合がある，ということが再確認された．
　本章では，脳損傷者が自動車運転免許を取得あるいは更新する際の法的側面について概説する．

自動車運転免許制度

　多くの人（運転免許に合格した人の約97％）は，都道府県公安委員会が指定した指定自動車教習所を卒業し，運転免許試験を受ける．指定自動車教習所の卒業者は技能試験が免除されるので，筆記試験だけとなる．運転免許証が交付されると，定期的に更新手続きが必要であるが，その際に必要な講習を受講しなければならない．更新のつど，安全運転に必要な知識を補い，運転者の安全意識を高めるように配慮されている．近年，高齢運転者が増加しつつあるが，高齢になるにつれて事故発生率も増加する．したがって，年齢ごとに違いがあり，図1に概略を示す．
　70歳未満の人は，法令遵守の状況等によって優良運転者講習（30分），一般運転者講習（60分），違反運転者講習（120分）のいずれかを受講する．なお，初回更新者は初回更新者講習（120分）を受講することになる．70歳以上の人は高齢者講習を受講することになるが，ドライビングシミュレーター（以下，DS）等の運転適正検査器材を利用して，自らの身体機能の変化を自

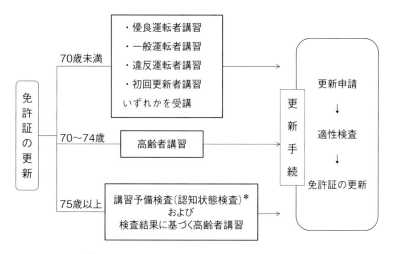

図 1 自動車運転免許証の更新システム

覚し，そのうえで指導や助言を受ける．

　さらに 75 歳以上の人は，更新日の 6 カ月以内に講習予備検査という認知機能検査を受けることが義務付けられ，この検査結果に応じた高齢者講習を受講することになる．認知機能検査は，記憶力，判断力，空間認識能力を試す検査であり，検査当日の年月日や時間を問う，イラストの内容を見て覚え，後に記憶を確認する等である．時間は約 30 分で，100 点満点で評価される．認知症のおそれがある「1 分類」は 49 点未満，認知機能低下のおそれがある「2 分類」は 49〜76 点未満，問題がないとされる「3 分類」は 76 点以上である．講習予備検査で記憶力や判断力の低下が認められ，かつ，特定の違反があれば専門医による臨時適性検査を受ける必要がある．

障害と自動車運転免許

　自動車の運転免許を保有している人が障害を負ったり，**表 1** の疾病に罹患した場合，あるいは自動車運転免許の取得を希望する場合には，都道府県の運転免許センターで運転適性相談を受ける．まず，運転免許センターの係員が当該申請者と面接し，どのような問題点があるかを把握する．身体状況については医学的見地からの判断が必要であるため，主治医の診断書を必要とする．そして，都道府県の公安委員会の命令で適性検査が行われる．すなわち，視力（視覚）検査，聴力検査，四肢体幹の異常の有無を評価する試験である．さらに，DS，心理検査，必要に応じて実車試験が行われる．これらの結果に基づいて，公安委員会が免許取得や更新の可否を判断する．

　当該疾病に罹患したすべての人が，運転免許センターに相談に訪れるとはかぎらない．したがって，現在，免許の申請および更新時には更新申請書の裏面にある質問項目に回答することで，疾病状態についての自己申告が義務化されている．すなわち，①病気を原因として，または原因は明らかではないが，意識を失ったことがある，②①に該当し，これまでの免許の申請

表 1　免許の拒否又は保留の事由となる病気等（道交法施行令　第33条2の3）

1．道路交通法第90条第1項第1号イの政令で定める精神病は，統合失調症（自動車等の安全な運転に必要な認知，予測，判断又は操作のいずれかに係る能力を欠くこととなるおそれがある症状を呈しないものを除く．）とする．
2．道路交通法第90条第1項第1号ロの政令で定める病気は，次に掲げるとおりとする．
　一．てんかん（発作が再発するおそれがないもの，発作が再発しても意識障害及び運動障害がもたらされないもの並びに発作が睡眠中に限り再発するものを除く．）
　二．再発性の失神（脳全体の虚血により一過性の意識障害をもたらす病気であって，発作が再発するおそれがあるものをいう．）
　三．無自覚性の低血糖症（人為的に血糖を調節することができるものを除く．）
3．道路交通法第90条第1項第1号ハの政令で定める病気は，次に掲げるとおりとする．
　一．そううつ病（そう病及びうつ病を含み，自動車等の安全な運転に必要な認知，予測，判断又は操作のいずれかに係る能力を欠くこととなるおそれがある症状を呈しないものを除く．）
　二．重度の眠気の症状を呈する睡眠障害
　三．前二号に掲げるもののほか，自動車等の安全な運転に必要な認知，予測，判断又は操作のいずれかに係る能力を欠くこととなるおそれがある症状を呈する病気

時または免許証の更新の申請時に申告していない意識消失の経験がある，③病気を原因として発作的に身体の全部または一部のけいれんまたは麻痺を起こしたことがある，④③に該当し，これまでの免許の申請時または免許証の更新の申請時に申告していないけいれんまたは麻痺の経験がある，⑤十分な睡眠時間をとっているにもかかわらず，日中，活動している最中に眠り込んでしまうことが週3回以上ある，⑥病気を理由として，医師から，免許の取得または運転を控えるよう助言を受けている，という質問に回答することである．なお，申請書の病気の症状等申告欄を記載しない申請者に対しては，「記載しないと免許申請や更新ができない」と告げられ，厳しく指導される．

　申告欄に病気がある旨の記載をした申請者に対しては，適性試験前に，
・病名，発症の時期，現在の病状，通院先
・入院歴とその期間，入院先の病院名
・医師に運転を差し控えるように言われているかの有無
が確認される．

　公安委員会は，免許を取得している人でも，一定の病気にかかっている可能性がある場合には臨時適性検査を行うことができる（道交法第102条，施行令第37条の7，施行規則第29条の3）．仮に臨時適性検査を受けるように指示されたにもかかわらず，拒否した者に対しては，免許の取り消しや停止の処分を行うことができる．

身体の障害と自動車運転免許

　道交法第91条，同法施行令第38条によると，目が見えないこと，体幹の機能に障害があって腰をかけていることができない身体の障害，四肢の全部を失ったものまたは四肢の用を全廃した身体の障害，その他自動車の安全に必要な認知または操作のいずれかにかかわる能力を欠くことによる身体の障害がある者は6カ月以内の免許効力の停止または免許の取り消しとなる旨が記載されている．以下では，個々の機能について詳細に示す．

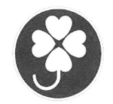
図2 身体障害者マーク

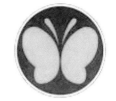
図3 聴覚障害者マーク

1．身体機能

　前記のとおり，四肢の機能が全廃ではなく，腰をかけている状態が持続でき，さらに自動車運転に必要な操作能力があれば，自動車運転免許の取得や更新が可能ということである．そして，個々の残存機能に応じて自動車を運転できるように改造することができる．すなわち，ステアリングにノブを取り付ける，ウインカーを左側にセットする，左側にアクセルペダルを取り付ける等である．身体障害者は，免許の取得の際に障害の内容に応じた条件が決定され，自らの障害に適した運転用補助装置の増設を行い，そのうえで運転が許可される．なお，肢体不自由等で運転免許証に条件がつけられている人が自動車を運転する際には，自動車の前後に身体障害者マーク（**図2**）をつけることになっている．

2．視機能

　警察庁交通局の通達によると，視機能については視力検査（矯正視力を含む），色彩識別能力，深視力の3点についてガイドラインが示されている．

　1）視力（普通自動車）
・両眼で0.7以上，かつ一眼でそれぞれ0.3以上．
・一眼の視力が0.3に満たない者，または一眼が見えない者については，他眼の視野が左右150度以上で，視力が0.7以上であること．

　2）視力（大型自動車あるいは第二種免許等）
・両眼で0.8以上，かつ一眼でそれぞれ0.5以上．
　なお，上記のほか，視野を必要条件としない者であっても，側面の視野が左右150度に達しない者については，免許を取得できない場合がある．

　3）色彩識別能力
・赤，青，黄色の識別ができること．たとえ赤色が褐色に見えても，前記三原色の識別ができればよい．

　4）深視力
　大型自動車免許や第二種免許の場合に該当する．横に並んだ3本の棒の動きで立体視の能力を確認する．中央の棒が前後に動き，両隣の棒と同位置に並んだ際に応答する．3回検査を行い，誤差が2cm以内が合格となる．

3．聴覚機能

　以前は，聴覚に障害がある人は運転免許を取得できなかった．すなわち，補聴器を用いても10mの距離で90デシベルの警音器の音が聞こえることが適性試験の合格基準であった．しか

し，2008（平成20）年6月の道交法改正によって，この音が聞こえない程度の障害があっても，適切な教育を受け，かつ，特定後写鏡（ワイドミラー）を使用している場合には普通自動車にかぎり免許が交付されることになった．この場合，自動車の前後に聴覚障害者マーク（**図3**）をつけることになっている．

疾病と自動車運転免許

道交法第90条によると，幻覚の症状を伴う精神病であって法令で定めるもの，発作により意識障害もしくは運動障害をもたらす病気であって政令で定めるもの，その他自動車の安全な運転に支障を及ぼす病気として政令で定めるものについて，6カ月以内に回復や改善の見込みがある場合は6カ月を超えない期間免許が保留され，その他の場合には免許が与えられないことになっている．この記載はやや抽象的であるが，道交法施行令には疾病について具体的な記載がある（**表1**）．

道交法施行令では，精神疾患，睡眠障害，再発性失神，低血糖症といった疾患名が明らかにされたが，さらに細かい分類についての記載はない．また，当該疾患患者が自動車運転免許の取得や更新を希望する場合に，どの程度の状態であればそれが可能になるかについても具体的に明らかにされていない．したがって，実務上は警察庁交通局運転免許課で「一定の病気に係る免許の可否等の運用基準」（第6章表2参照）が定められ，疾病ごとにこれに準拠して対応されている．なお，この基準に記載されていない疾病患者への対応については，そのつど，警察庁交通局運転免許課に照会されることが原則となっている．

医師の診断書であるが，**表1**のそれぞれの疾患に応じた所定の診断書が用意されている[1]．都道府県公安委員会（以下，公安委員会）では医師の診断書と臨時適性検査の結果を踏まえて免許の可否を判断するが，その判断は運用マニュアルに則って行われる．なお，継続して当該患者を診察している主治医がいない場合や，主治医が記載した診断書では判断が困難な場合には，公安委員会に嘱託された臨時適性検査医によって改めて診断がされる．

日常診療で遭遇する可能性が高い代表的疾患について，運用マニュアルに記されている内容と関連学会の見解を併せて，免許取得の可否についてのポイントを第6章に記したので参照．

医学的見地に基づく現行制度の問題点

1．自己申告が原則となっていること

前記のように，わが国では免許の更新や申請時に自らの疾病の状態について質問紙に回答することで自己申告する．したがって，表（第6章表2参照）に挙げた疾病に罹患した場合でも，自らが運転免許センターに赴かないかぎりは，更新期日まで申告されないことになる．さらに，質問紙に虚偽の回答をする可能性がある．虚偽申告に対しては罰則があるが，自動車を安全に運転する能力に欠けている人が運転を継続する可能性がある．社会の安全を確保するためにも，表（第6章表2参照）に挙げた疾患患者に接する医療従事者は，自動車運転の継続について前記のような諸手続きが必要なことを患者本人に説明し，運転免許センターで適性相談を受けるよう助言すべきであろう[1]．

また認知症患者については，記憶障害や判断能力の低下があるので「主治医から運転を控えるように指導されている」という質問への回答は困難であるとの指摘もある[2]．

2. 診断書記載の困難さ

　医師の診断書では，現在の患者の状況に加えて，将来に当該症状（てんかん発作等）が生じるおそれがあるか否か，さらに自動車の運転を控えるべきであるかを判断しなくてはならない．しかし，将来の発症や回復の見込みを正確に判断することは困難である．また，自動車運転には複雑な認知，判断，運動能力を要するといわれているが，どの程度ならば自動車の運転が可能であるかという，より具体的な判断基準はない．したがって，多くの医師は，この型式の診断書記載に困惑している．公安委員会は，将来の当該症状の再発の危険性について高率の保証を要求しているわけではない．すなわち，医師という専門家であり，主治医として，当該患者の身体状況を最もよく把握しているという立場からの判断を要求しているのである．最終的な判断は公安委員会で行うので，診断した医師が法的責任を問われることはまずない．ただし，故意に患者の身体状況と異なる記載をした場合や，明らかな事実誤認があればこのかぎりではない．

3. 医学的判断について

　医師が自動車運転についての可否を評価するためには，医師にも相応の知識が要求される[3]．すなわち，運転に必要な認知，判断，運動能力に加えて，運転というタスクが心身に及ぼす影響についてである．わが国では，自動車運転に特化した医療従事者向けの教育機会や参考書も少ない．また，机上の検査結果から運転の能力を類推することも現時点では困難である．また，前記のように具体的な疾病名が挙げられている場合には，医師は当該疾患罹患者に対して，自動車の運転についての注意喚起をしやすい．しかし，進行した肝硬変，パーキンソン病，緑内障など，政令で定められる一定の病気以外であるが，明らかに自動車の運転に支障をきたす状態の患者もみられる．したがって，どのような疾患であっても，その患者に「自動車の安全な運転に必要な認知，予測，判断又は操作のいずれかに係る能力」があるかを見極め，適切な指導をする必要がある．

　筆者らはDSを用いて，脳卒中患者の運転能力を客観的に評価している．訓練により運転技能が向上する場合もある[4]．一方で，たとえDS等の実践的な機器を用いても，一度の医学的判断では十分でないことがある．今後，さらなるエビデンスが集積され，医療従事者に向けての実践的教育プログラムやガイドラインの策定が望まれる．

4. 医師の任意通報制度について

　2014（平成26）年6月に施行された改正道交法では，一定の病気等に該当する患者を診察した医師が，その内容等を国家公安委員会に届け出ることができること，そして，その行為は刑法の守秘義務に抵触しないことが定められた．これは，一定の病気によって安全に自動車を運転できないと考えられる患者が，運転を続けることによって生じる事故を予防する目的である．しかし，医師が自動車運転能力を正確に判断できない，患者との信頼関係を損なうおそれがある等の理由で通報をためらう医師がいるという．

　日本医師会や関連学会等では，この制度の運用についてガイドラインを制定した．例えば，アルツハイマー型認知症と診断した患者が，自動車を運転していることがわかった場合には，患者本人および家族に運転を中止すること，免許証を返納することを説明し，その旨診療録に

記載すること，国家公安委員会への届け出を行う際には，患者本人や家族の同意を得るように努めること等が記載されている．社会の安全を保つうえで，医師としての役割を果たす必要がある．

まとめ

本章では，身体障害者や特定の疾病患者に対する自動車運転免許の取得や更新についての法的側面を述べた．現状では，自動車の運転を控えたほうがいいと思われる患者が運転を継続していたり，なんらかの疾患に罹患したために自動車運転を控えている人の中には，十分自動車を運転する能力がある人がいる．医療従事者は，社会の安全を念頭に置き，当該患者にとって最もよいと思われる助言を行うべきである．本章で紹介した自動車運転をめぐる法的知識がお役に立てば幸いである．

●文献

1) 一杉正仁：脳損傷者の自動車運転をめぐる法的問題点．総合リハ **38**：551-556，2010
2) 上村直人，他：認知症と自動車運転．老年期痴呆研究会誌 **15**：151-159，2010
3) 一杉正仁，他：交通問題―プライマリ・ケアにおける自動車乗員へのアドバイス．JIM **20**：348-350，2010
4) Hitosugi M, et al：Support for stroke patients in resumption of driving―patient survey and driving simulator trial. Int J Gen Med **4**：191-195, 2011

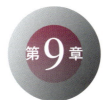

第9章 諸外国の障害者運転への法的対応

渡邉 修
東京慈恵会医科大学附属第三病院リハビリテーション科 教授

米本恭三
東京慈恵会医科大学 名誉教授
元都立保健科学大学 学長

Key Questions

① 海外において，疾病は運転にどのような影響を及ぼすと考えられているか？
② 障害者の運転再開に向けた規約とは？
③ 運転再開に向けてのガイドラインの内容は？

はじめに

　欧米は車社会先進国といわれる．車が個人の生活を支え，社会参加のための重要な手段になっている．米国では，ほとんどの州で運転免許は16歳から取得でき，マイカー通学を行う高校生すらいる．運転免許の有効期限がわが国では3年であるのに対し，英国では10年，フランスやドイツでは無期限となっている事情も，車社会を象徴している．また，内閣府が各国1,000例以上のデータをもとに行った60歳以上の「高齢者の生活と意識に関する国際比較調査」によると，外出時の利用手段として「自分で自動車を運転する」と答えた人は，日本51.9%に対し，米国81.5%，スウェーデン64.7%，ドイツ61.8%であり，高齢者にとっても欧米では自動車の重要性を推測することができる[1]．本事情は障害者となっても変わることはなく，Finestoneら[2]は，カナダにおいて56人の脳卒中患者を対象に，運転が再開できた例はできなかった例に比し，社会参加の機会およびQOLが有意に向上したと報告している．

　図1は，人口10万人当たりの自動車事故による死亡者数の国際比較である[3]．車社会とされるヨーロッパ諸国は，わが国とほぼ同等のレベルにあることがわかる．それは，ヨーロッパ諸国が後述するようなエビデンスに基づく，きめ細かな運転基準を提示してきたからであろう．本章では，健常者が疾病等から障害者となった場合の欧米諸国の対応に関し，文献的考察を含めて調査結果をまとめる．

運転事故と背景となる医学的要因

　英国運転免許交付局（driver and vehicle licensing agency：DVLA）が医療者向けに障害者の運転の適否を示したガイドライン[4]では，250件の交通事故の1つには，運転者の有する医学的な問題が関与していると記載されている．また，Rehmら[5]の研究によると，運転者自身が原因

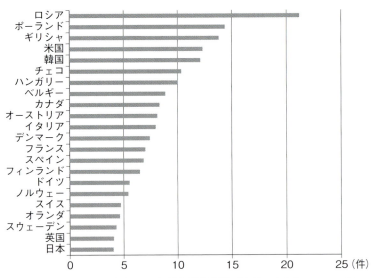

図1　人口10万人当たりの交通事故死者数（文献3をもとにグラフ化）

で起こす交通事故の場合，高齢者では79%はその背景に身体機能障害や認知機能障害等の医学的な問題があるという．心血管疾患の場合は，胸痛発作が起きることから運転中であっても事故を回避できる可能性があるが，Taylor[6]は2,000件の事故の中で，10%は冠動脈疾患が関与していると報告した．また，脳卒中患者においても自動車運転事故の危険はたびたび報告されており，Perrierら[7]が行った文献的レビューでは，脳卒中患者は，運転時間等を健常者群とマッチングさせても，2倍以上の危険性があると報じた．

Koepsellら[8]は，糖尿病患者においては，単に食事療法をしている患者では，事故率は健常者と変わらないが，経口糖尿病治療薬を服用している場合は3倍に，インスリン治療を受けている場合は6倍に事故率が上がると述べている．最近の研究では，202人のインスリン治療中の患者では，32%が運転中に低血糖になった経験があるという[9]．また，てんかん患者においても，運転中に事故を起こす危険が高いことは，多くの論文で危険率は異なるものの報告されてきた．てんかん発作の頻度が高い場合は，いずれの論文でも運転は中止すべきと警告している．また，薬剤，特に精神疾患にかかわる薬剤が，運転に際し危険となることも周知されてきた．英国からの報告では，1,184例の交通事故のうち24.1%では薬剤あるいは不法な薬物が検出され，31.5%ではアルコールが検出された[10]．また，スイスからの報告では，閉塞性無呼吸症候群は100万km走行距離当たりの眠気による事故件数が，対照群0.8に対し13.0であった[11]．

一方，アルツハイマー型認知症では2～6倍，衝突事故が多い[12]．しかし，アルツハイマー型認知症を一律に論ずることはできず，軽症のアルツハイマー型認知症は必ずしも安全運転ができないわけではないことも重要な点である．

障害者の運転再開に関する報告

健常者が疾病等で障害を有した場合，実際にどの程度が自動車運転を再開しているのだろうか．Fiskら[13]は，米国において1990～1995年に入院した，発症前に運転をしていた脳卒中患

者290人（平均66歳で55%が男性，45%は左片麻痺，39%は右片麻痺，5%は両麻痺，6%は麻痺なし，平均FIMは76〔18-122〕）に関し，発症後3カ月〜6年の間に調査を行った結果，30%が運転を再開していた．また，英国ではLegh-Smithら[14]が，発症前に運転をしていた144人の脳卒中患者を調査した結果，発症後42%が運転を再開していた．

一方，Hawley[15]は，英国において脳外傷患者の自動車復帰についての調査を行った．563人が登録され，383人は事故後1年以内，その中で270人は事故後6カ月以内のインタビューであった．563人のうち381人は事故前に運転をしていた．139人がインタビュー時に運転を再開していた．この139人の脳外傷の重症度は，軽度22.3%，中等度21.6%，重度56.2%であり，重度が半数以上を占めていたことは特筆すべき点である．一方，復帰しなかった例240名は，軽度7.9%，中等度21.3%，重度70.8%であった．復帰例の48.2%は，脳外傷特有の怒り，興奮性，焦燥感等の行動上の問題を，64%は記憶の問題を，28.1%は注意・集中力の問題を，28.1%は視覚の問題を持っていた．復帰しなかった240名のうち，運転を公式に禁止された例はわずか61例のみであったという．重要な点は，復帰例も非復帰例も，外傷後に類似した問題点を有していたことである．復帰例では1/4以上で視覚の問題と注意・集中力の問題を持ち，いずれのグループも半数以上で，短気になったり，攻撃性をコントロールできない，焦燥感等の行動障害があった．運転を禁止された例では，てんかん発作と感情の起伏の激しさが，禁止されなかった例に比べ有意に高かったと報じている．重度例ですらも運転を再開してしまう現実は，社会参加のうえで自動車が重要な位置を占めていることを示唆している．

障害者に対する運転免許証の許可に関する規約

1．欧州連合の運転免許に関する指令（EU運転免許制度）[16]

運転免許者をグループ1（二輪，三輪，または許容最大重量が3,500 kgを超えず，運転者座席が8人分を超えない非商用車両の運転免許）とグループ2（貨物運送で3,500 kgを超える車両，運転者座席を含めて座席が8人分を超える車両，被牽引車を連結した車両，商用車両の運転免許）に区分し，それぞれ，視覚障害，聴覚障害，移動能力障害，心血管疾患，糖尿病，神経疾患，精神疾患，アルコールの問題，麻薬・薬物の問題，腎疾患を有する場合の免許取得の基準について明記している．グループ1では上記の疾患が明らかになったならば医学的検査を実施し，グループ2ではすべての運転者に医学的検査を実施する．

2．英国での仕組み[17]

英国では，運転能力を阻害するような障害が3カ月以上持続する場合，運転免許交付局（driver & vehicle licensing agency，以下DVLA）に報告するように法律で規制されている．DVLAが報告するよう求めている疾患には，てんかん，一過性黒内障，ナルコレプシー，睡眠障害，多発性硬化症，パーキンソン病，脳血管障害，認知症，視覚障害，脳腫瘍，脳外傷，くも膜下出血，脳膿瘍，頭蓋内血腫，脳動静脈奇形，水頭症，シャント手術，外傷後人格障害等がある．報告義務の責任は，運転手もしくは運転を希望する者にあるが，DVLAは医師が患者にDVLAへの報告をするように強く勧めている．報告義務違反があると，免許証にある交通違反事項として処罰されることになっているが，報告することで免許証を失いかねない運転手にとっては，報告の義務は関心事の1つである．

3．米国での仕組み[18,19]

　各州によって，障害のある運転者に対する免許更新許可のための手続きの基準は異なる．医師に対し障害の状態を届けるよう義務付けている州もあれば，推奨の範囲に留めている州もある．デラウェア州では，運転を希望する者が医療的問題について届け出義務を怠ると，5～50ドルの罰金が科せられ，「医師は中枢神経疾患のために意識消失をきたす患者については報告すべきである」と発表している．ネバダ州でも医師に対し，てんかんと診断のついた者について，カリフォルニア州ではアルツハイマー病等で運転に支障をきたすほどの認知障害を呈していた場合について報告義務を課している．医師にとっては患者に対するプライバシーの保護という立場もあり，報告を躊躇することもあるが，一方で米国裁判倫理審議会（the Council on Ethical and Judicial Affairs：CEJA）は，医師は公共の安全を守る管理者としての立場もあり，社会を脅かす危険がある場合は警告を発する義務があると主張している．しかし，患者側では，医師の指示に従わないこともしばしばある．Salinskyら[20]は，てんかんを有する158人の患者にてんかんの自己申告をさせたところ，医師に対しては96％が，交通局に対してはわずか56％のみが申告を行っており，全体の17％は医師から運転を中止するように言われていたが，運転を継続していたと報告している．

　一方，免許交付にあたって，運転者の障害に合わせて運転に制限を与えている州もある．ユタ州では運転にあたって，日中のみの運転，自宅周辺での運転，スピード制限等を設けている．運転免許に制限を加えることにより，障害者の衝突事故および交通違反は明らかに減少しているとする報告もある[21]．

　表1は米国医療諮問評議会が医療専門職に求めている運転可否のガイド資料となる評価表（ユタ州）の抜粋である[22]．A：糖尿病および代謝性疾患，B：心血管系疾患，C：肺疾患，D：神経疾患，E：てんかん等，F：認知障害・記憶障害，G：精神疾患，H：アルコール依存症，その他，I：視覚障害，J：筋骨格系疾患等，K：睡眠障害等，L：聴覚障害・平衡障害の12項目について，各症状のレベルを1～8に区分し，個人的な運転および商用での運転に関する運転適性を判断する材料としている．なお視力20/200とは20÷200＝0.1となり，日本の0.1に相当する．

運転適性に関して，DVLAが医療専門職に向けて示しているガイドライン[4]

　カナダ医師会は医師に対し，「患者の安全とともに社会の安全を守るために，患者の運転能力を適切に判断するべきである」として，判断材料の一助として，"Determining Medical Fitness to Operate Motor Vehicles"と題する冊子を公表している[23]．米国医師会でも，同様に，"Physician's Guide to Assessing and Counseling Older Drivers"と題する，脳卒中患者にも適応できる冊子を作成している[24]．ここでは，DVLAが作成したガイドラインについて要点を抜粋して紹介する．DVLAでは，自動車運転者を2つに区分し，グループ1とは，自動車，バン，自動二輪の運転資格を有する通常の運転者，グループ2とは，重量のある荷物を運ぶ自動車およびバスや長距離大型バス等の乗客を運送する自動車の運転者である．

表1 各種疾患の障害程度のレベル分け（functional ability evaluation medical report：ユタ州）の概要

レベル	A 糖尿病および代謝性疾患	B 心血管系疾患	C 肺疾患	D 神経疾患	E てんかん等	F 認知障害・記憶障害	G 精神疾患	H アルコール依存症、その他	I 視覚障害	J 筋骨格系疾患等	K 睡眠障害等	L 聴覚障害・平衡障害
1	病歴なし	病歴なし、または完全回復	病歴なし、または完全回復	病歴なし、または完全回復	病歴なし、または服薬なく5年間症状なし	病歴なし、または完全回復で多少の困難あり	病歴なし、または服薬は2年間症状なく1年間問題なし	病歴なし、または2年間問題なし	病歴なし	病歴なし、または1年以上回復	病歴なし、病歴は2年間問題なし。ESS<6	現在も過去も問題なし
2	非インスリン剌激療法、通常の生活で症状なし、食事療法、内服薬で安定	AHAクラスIリズム、制限なし。通常の生活で症状なし	小症状のみ。ステロイドなし	わずかな障害のみ、日常動作をコントロールできる	服薬なく1年間症状なし	適切な判断に多少の困難あり	服薬あるなしにかかわらず1年間安定	1年間問題なし	下記	多少機能障害あり	自己管理に問題あり。ESS7-9	多少平衡機能に障害（メニエール病等）
3	インスリン剤激内服薬、食事療法で安定	AHAクラスIリズム、安定。6カ月間次的にステロイドペースメーカーあり。活発な活動で症状あり	活動で症状あり、間次的にステロイド治療あり。FVC、FEVは健常の50%以上	軽度の障害の服薬のみ、日常動作をコントロールできる	服薬、1年間症状なし	適切な判断に軽度の困難あり	服薬あるなしにかかわらず3カ月安定	6カ月間問題なし	下記	補装具の有無にかかわらず軽度の障害あり	軽度〜中等度の問題あり、専門職のマネジメント必要。ESS10-12	繰り返し問題あるも過去3カ月は問題なし
4	インスリンで1年間安定	AHAクラスIIリズム、3カ月間安定。拡張期血圧120以下	酸素吸入やステロイドで安定、運動で呼吸困難あり	中等度の障害の巧緻性低下	服薬、6カ月症状なし	適切な判断に中等度の困難あり	服薬、1カ月安定	3カ月間問題なし	下記	補装具の有無にかかわらず中等度の障害あり	時刻に関連して中等度の問題あり。ESS13-15	繰り返し問題あるも過去3カ月は問題なし
5	6カ月間安定	AHAクラスIII。制限のない運転で悪化が予想される	PaO₂は50torr以上。通常の生活で症状あり、咳あり、失神は3カ月なし	中等度の障害で気力の低下	服薬、3カ月症状なし	—	多少のジスキネジアあり、服薬により協調運動に影響あり	1カ月間問題なし	下記	関節可動域制限あり	時刻と環境に関連して中等度の問題あり。ESS13-15	—
6	3カ月間安定	AHAクラスIII。不安定リズム、血圧コントロール不可	重篤な呼吸困難あり、失神は3カ月以内にあり	中等度の障害があり、一時的に行う活動も低下	2年以上発作を繰り返し、環境の配慮要	中等度の障害があり、さまざまな調整を要する	運転中仕事中で直接、監督者が同乗することが望ましい	運転中や仕事中ではなく、間欠的に問題あり、運転には監督者が必要	下記	機能低下から、運転には責任のある監督者が必要	—	—
7						特別な環境が必要または運転能力なし	重度の障害から適応困難	危険な状態	Level 10	安全運転困難	重症。内服薬しあるいは治療に反応なし	慢性的に平衡障害あり
8	重症、不安定、インスリン依存	AHAクラスIVの、難治性の意識消失を伴う不整脈		運転能力困難あり、失神が3カ月以内にあり	発作がコントロールされない。また服薬できない事情がある		慢性的にアルコールや薬物摂取		下記 Level 10			
	運転不可	運転不可	運転不可	運転不可	運転不可	運転不可	運転不可	運転不可	運転不可	運転不可	運転不可	運転不可

ESS：epworth sleepless scale、AHA：American Heart Association.
視覚障害：Level 1＝視力はそれぞれ20/40以下で視野は単眼120度、両眼で左右70度
Level 2＝視力は良い眼で20/40以下で視野は単眼120度、両眼で左右60度
Level 3＝視力は良い眼で20/40以下で視野は単眼120度、両眼で左右70度
Level 4＝視力は良い眼で20/40以下で視野は単眼90度、両眼で左右45度
Level 5＝視力は良い眼で20/40以下で視野は単眼90度、両眼で左右45度
Level 6＝視力は良い眼で20/50〜20/70で視野は単眼60度、両眼で左右30度
Level 7＝視力はある環境下で上記以下、または視野は単眼60度以下、両眼で左右30度以上
Level 8＝視力は良い眼で20/40以下、視野は単眼60度以上、左眼で30度以上（右同名半盲含む）
Level 9＝視力は良い眼で20/40以下、視野は単眼60度以上、右眼で30度以上（左同名半盲含む）
Level 10＝視力は20/200以下または視野は単眼で60度以下

1．神経学的疾患
1）てんかん
　グループ1：意識清明時にてんかん発作を発症する例では，発作後，少なくとも1年は運転を控える．睡眠時にてんかん発作を発症する例でも，発作後，少なくとも1年は運転を控えるが，過去3年間においても発作が覚醒時にはなく，睡眠時のみの例では，運転を許可できる場合もある．
　グループ2：10年間，抗てんかん薬を服用せずにてんかん発作がないことが免許許可の条件となる．また，仮に脳にてんかん発作を引き起こしうる原因があっても，てんかん発作の可能性が年間2%以下である場合は許可される．
2）心血管疾患が原因と考えられる意識消失発作
　グループ1：原因が特定されなかった場合，6カ月は運転を差し控える．原因が特定され，治療された場合は，発作後4週間は運転を控える．
　グループ2：原因が特定されなかった場合，12カ月は運転を差し控える．原因が特定され，治療された場合は，発作後3カ月は運転を控える．
3）ナルコレプシー
　グループ1：診断がなされたら運転は中止する．適切な治療でコントロールできた例では，3〜6カ月で運転が許可される場合がある．
　グループ2：診断がなされたら運転は中止する．専門家による評価と適切な治療で，十分に意識状態を維持できた例では，運転が許可される場合がある．
4）慢性神経疾患（多発性硬化症，運動神経疾患等）
　グループ1：医学的評価により運転能力があると認められた場合は運転が許可されるが，1〜3年で再評価が必要となる場合がある．運転者は運転に際し，なんらかの制限が設けられることもある．
　グループ2：障害状況が進行性である場合，免許は与えられない．運転能力が障害されてなく，病態も安定している場合は免許が交付される可能性があるが，毎年評価が必要となる．
5）パーキンソン病
　グループ1：心身に障害があり，臨床的にも明らかに運動機能に変動がみられる場合，運転は許可されない．しかし，運転能力が障害されていない場合は免許が交付され得る．
　グループ2：心身に障害があり，臨床的にも明らかに運動機能に変動がみられる場合，運転は許可されない．しかし，運転能力が障害されていない場合は免許が交付されうるが，毎年評価が必要となる．
6）脳血管障害（脳梗塞，脳出血，一過性脳虚血発作，一過性黒内障，脳静脈血栓症等）
　グループ1：発症後1カ月は運転を控える．十分に回復した例では運転が再開できる．発症1カ月後にまったく後遺症がない場合，DVLAへの申告は不要．
　グループ2：発症後1年は運転を控える．その後，安全な運転を妨げるような後遺症やリスクファクターがない場合は，運転許可が考慮される．
7）開頭術例
　グループ1：6カ月は運転を控える．
　グループ2：2年は運転を控える．

8）良性のテント上脳腫瘍に対する開頭術による治療後

グループ1：てんかん等の合併がなければ6カ月は運転を控える．てんかん等の現疾患関連の症状があれば1年は運転を控える．

グループ2：運転中止．しかし，てんかん発作がない場合，術後5年経過をみて，腫瘍の全摘出を確認して運転再開について考慮する．

9）悪性のテント上腫瘍

グループ1：Grade Ⅰ，Ⅱのグリオーマでは，腫瘍の完全摘出後1年は運転を控える．Grade Ⅲ，Ⅳでは，腫瘍の完全摘出後2年は運転を控える．

グループ2：Grade Ⅰ，Ⅱ，Ⅲ，Ⅳのグリオーマ，いずれも運転は中止．

10）脳外傷

グループ1：障害の状態によって，6〜12カ月は運転を控える．運転には，十分に回復し，特に視野欠損がなく，認知機能障害がないことが必要条件となる．

グループ2：中止．しかし，てんかんの危険が年間2％以下で，安全運転を損ねるような後遺症がない場合は，運転が再開できる場合がある．

11）運動障害や痛みに対する脳深部刺激療法後

グループ1：手術により合併症やてんかん発作がなく，安全運転を損ねるような障害がなければ運転は許可できる．

グループ2：手術により合併症やてんかん発作がなく，さらに原疾患が進行性ではなく，安全運転を損ねるような障害がなければ運転は許可できる．

2．心血管疾患

1）狭心症

グループ1：胸痛発作が安静時でも運転時でも発生する場合は運転は中止する．しかし，コントロールされれば運転は再開できる可能性がある．

グループ2：胸痛発作が続く場合，運転免許は取り消す．胸痛発作が6週間なく，運動負荷試験等で問題がなく，その他，安全運転を阻害する要素がなければ，免許が再交付される可能性がある．

2）急性冠動脈症候群（不安定狭心症やST上昇を伴う心筋梗塞等）

グループ1：冠動脈形成術にて治療が成功した場合，1週間後，運転が再開できる可能性がある．その際，他の冠動脈に対する再開通が予定されてなく，左室駆出率が少なくとも40％であること等の条件がある．

グループ2：少なくとも6週間は運転は中止する．運転は運動負荷試験等の結果やその他の安全運転を阻害する要素の有無により検討される．

3）冠動脈大動脈バイパス移植術（coronary artery bypass graft：CAGB）後

グループ1：少なくとも4週間は運転を中止する．その後，安全運転を阻害する要素がなければ，運転再開の可能性がある．

グループ2：少なくとも3カ月は運転を中止する．その後，左室駆出率が少なくとも40％以上である等の左室機能の障害がないこと，および術後3カ月以上の後に，運動負荷試験等で問題がなければ，免許が再交付される可能性がある．

4）不整脈
　グループ1：不整脈によって運転能力が低下する場合は運転中止．しかし，原因が同定され，4週間にわたってコントロールされた場合，運転は許可される可能性がある．
　グループ2：不整脈によって運転能力が低下する場合は，運転は許可されない．しかし，不整脈が3週間にわたってコントロールされ，左室駆出率が40％以上であり，他に，運転にあたって問題となる要素がなければ運転は許可される可能性がある．

　5）ペースメーカー留置術後
　グループ1：運転は少なくとも1週間は中止．その後，全身状態に問題がなければ運転は許可される可能性がある．
　グループ2：運転は6週間は中止．その後，全身状態に問題がなければ運転は許可される可能性がある．

　6）高血圧
　グループ1：治療による副作用がなければ運転は継続できる．
　グループ2：安静時，常に収縮期血圧が180 mmHg以上，もしくは拡張期血圧が100 mmHg以上である場合，運転免許は失効する．血圧がコントロールされ，治療による副作用が生じなければ，運転再開の可能性がある．

　7）心不全
　グループ1：運転者の注意を妨げるような症候が生じなければ，運転は継続できる可能性がある．
　グループ2：心不全に関する症候があれば運転はできない．左室駆出率が40％以上であり，他に運転にあたって問題となる要素がなければ運転は許可される可能性がある．

3．糖尿病
　1）インスリンによる治療を受けている例
　グループ1：低血糖発作の可能性を知っておくこと．血糖は適切にチェックすること．1～3年ごとに運転免許の是非の確認が必要．
　グループ2：運転には以下の条件が必要．過去12カ月の間に，介護者を要するような低血糖発作がなかったこと，低血糖発作の可能性を認識していること，少なくとも1日2回は血糖値をモニターすること，毎年，糖尿病の専門医にチェックを受けること．

　2）経口糖尿病治療薬による治療を受けている例
　グループ1：運転には過去12カ月の間に，介護者を要するような低血糖発作がなかったこと，適切に血糖値がモニターされていることが必要．
　グループ2：運転には以下の条件が必要．過去12カ月の間に，介護者を要するような低血糖発作がなかったこと，低血糖発作の可能性を認識していること，少なくとも1日2回は血糖値をモニターすること．

4．精神疾患
　1）明らかな記憶障害や注意障害，焦燥感，行動障害，自殺念慮等を伴う不安状態やうつ病
　グループ1：症状に関する医療側への問い合わせ結果が得られるまで運転は中止．

グループ2：病状が6カ月間良好（症状が消失）で安定していれば，運転は許可される可能性がある．服用している薬剤によって注意力が低下してはならない．

2）統合失調症

グループ1：運転者は以下の条件をすべて満たさなければならない．少なくとも3カ月間，行動が安定していること，治療に適切に応じていること，運転を妨げるような内服薬の副作用がないこと，専門職の報告書があること．

グループ2：症状に関する医療側への問い合わせ結果が得られるまで運転は中止．通常，病状が3年間良好（機能的に回復し，病状に対する自己認識があり，治療に適切に応じている）で安定していれば，運転は許可される可能性がある．

3）認知症，器質性精神障害

グループ1：短期記憶不良，見当識障害，自己洞察力低下，判断能力低下等があると，運転はできない．運転の是非は医療側からの報告書による．

グループ2：グループ1と同等の基準．

4）学習障害

グループ1：重度例では運転は適さない．軽度例では，運転に関する問題がなければ免許は交付される可能性がある．

グループ2：重度例では免許は交付されない．全身状態が安定し，医学的あるいは心理学的問題がなければ，免許は交付される可能性がある．

5）行動障害（脳外傷，非てんかん性障害を含む）

グループ1：攻撃的行動やアルコール依存等，重度に障害がある場合，運転は危険となるので免許は交付されない．しかし，医療側からの報告書で行動障害が良好にコントロールされているとされれば，免許は交付される可能性がある．

グループ2：重篤な行動障害によって運転が危険であると考えられる例では，免許は交付されない．しかし，心理面からの報告書で行動障害が安定している場合は，免許が交付される可能性がある．

5．薬物・アルコール依存症

1）アルコール中毒症

グループ1：アルコールを中断して1年が経過した時点で問題がなければ，運転が許可される可能性がある．

グループ2：過去3年間にアルコール中毒の既往があれば，運転は許可されない．

6．視覚障害

1）視力障害

グループ1：運転には，20m離れた車に記載された縦79mm，横50mmの文字（あるいは20.5m離れた車に記載された縦79mm，横57mmの文字）を，日中に読むことができる程度の視力（眼鏡等可）が求められる．

グループ2：視力を評価するsnellen chart（注：視力検査に用いる検査チャート）にて，より良好な眼球側で6/9以下，または他の眼球側で6/12以下の場合，運転は許可されない．

2）視野欠損

グループ1：水平視野は120度以上で中心20度以内に暗点がないことが運転の必要条件．したがって，同名半盲や耳側半盲の場合，運転は許容できない．

グループ2：両眼視野において暗点がないことが必要．

3）片眼の視力低下

グループ1：片眼がまったく視力が低下しても，反対側が前述の視力と正常の視野を有しており，障害に適応できていると臨床的に判断された場合，運転は許可できる可能性がある．

グループ2：免許取得は困難．

4）複視

グループ1：運転は中止するが，複視をレンズや片眼遮蔽等によりコントロール可能な場合，運転は許可できる可能性がある．

グループ2：免許を得ることはできない．片眼遮蔽でも不可．

7．腎障害

1）慢性腎不全・持続携帯式腹膜透析（CAPD），血液透析

グループ1：運転の是非は医療側からの報告による．症候がなければ，通常70歳までは運転の制限はない．

グループ2：障害のある場合，DVLAの医療局で個別に評価される．

8．呼吸障害

1）閉塞性睡眠時無呼吸，低呼吸症候群

グループ1：十分に症候がコントロールされるまでは運転は中止．

グループ2：十分に症候がコントロールされるまでは運転は中止．毎年，評価が必要．

9．その他

1）聴覚障害

グループ1：通常70歳までは運転制限はない．

グループ2：コミュニケーションを要する場合に問題が生ずるが，なんらかの方法で対処できる場合は，運転は許可される可能性がある．

2）年齢

グループ1：年齢は免許を受ける際の障害にはならない．70歳の時点で医療的な問題がなく，質問紙の回答内容にも問題がない場合，さらに3年間の更新ができる．

グループ2：45歳の時点で医療的問題に関する評価が必要で，65歳まで5年ごとの評価が求められる．

まとめ

諸外国において，脳卒中や脳外傷等の障害を有した場合の運転再開の規定と実情について概略を述べた．医学的問題が運転能力を阻害する可能性がある場合，運転免許の交付を管理するセンターは，医師等の医療専門職に意見を求めてくることがある．しかし，患者の立場に立つ

医療専門職にとっては，安易に「運転中止」とは明記しにくい．この実情は，車社会である欧米諸国において共通である．したがって，本章で紹介したように，各疾患における運転のためのガイドラインの策定は重要であり，わが国でも早急に着手すべき課題といえよう．また，米国の一部の州では実践されている，スピード制限，あるいは運転エリア制限のついたライセンスは，障害者に運転の可能性を拓き，社会参加の機会を広げるので，わが国でも検討の余地がある．一方で，運転が不可能と判断された障害者に対しては，移動手段の充実を図る支援策が求められる．

● 文献

1) 内閣府政策統括官（共生社会政策担当）：平成 27 年度 第 8 回高齢者の生活と意識に関する国際比較調査 Available from URL：http://www8.cao.go.jp/kourei/ishiki/h22/kiso/zentai/index.html（2016 年 7 月 10 日引用）
2) Finestone HM, et al：Driving and reintegration into the community in patients after stroke. PM R **2**：497-503, 2010
3) 総務省統計局：世界の統計．14-4 交通事故．Available from URL：http://www.stat.go.jp/data/sekai/14.htm#h14-04（2016 年 7 月 10 日引用）
4) Drivers Medical Group DVLA, Swansea：For Medical Practitioners at a Glance Guide to the Current Medical Standards of Fitness to Drive. AUGUST 2011
5) Rehm CG, et al：Elderly drivers involved in road crashes：a profile. Am Surg **62**：435-437, 1995
6) Taylor JF：Epilepsy and Other Causes of Collapse at the Wheel. In Godwin-Austein RB, et al（eds）：Driving And Epilepsy：and other causes of impaired consciousness. Academic Press, New York, 1983
7) Perrier MJ, et al：The risk of motor vehicle crashes and traffic citations post stroke：a structured review. Top Stroke Rehabil **17**：191-196, 2010
8) Koepsell TD, et al：Medical conditions and motor vehicle collision injuries in older adults. J Am Geriatr Soc **42**：695-700, 1994
9) Graveling A, et al：Hypoglycaemia and driving in people with insulin-treated diabetes：adherence to recommendations for avoidance. Diabet Med **21**：1014-1019, 2003
10) Tunbridge RJ, et al：The incidence of drugs and alcohol in road accident fatalities. TRL reports, 2001
11) Horstmann S, et al：Sleepiness-related accidents in sleep apnea patients. Sleep **23**：383-389, 2000
12) Drachman DA, et al：Driving and Alzheimer's disease：the risk of crashes. Neurology **43**：2448-2456, 1994
13) Fisk GD, et al：Driving after stroke：driving exposure, advice, and evaluations. Arch Phys Med Rehabil **78**：1338-1345, 1997
14) Legh-Smith J, et al：Driving after stroke. J R Soc Med **79**：200-203, 1986
15) Hawley CA：Return to driving after head injury. J Neurol Neurosurg Psychiatry **70**：761-766, 2001
16) 欧州連合の運転免許に関する指令．Available from URL：http://eur-lex.europa.eu/LexUriServ/LexUriServ.do?uri=CELEX：31991L0439：EN：HTML
17) Driver and Vehicle Licensing Agency：Risk Solutions. Review of the DVLA Medical Driver Licensing Process in the UK, February 2006
18) State Licensing and Reporting Laws. Available from URL：http://www.rcoklahoma.com/chapter8.pdf
19) Schultheis MT, 他著，三村　將監訳：医療従事者のための自動車運転評価の手引き．新興医学出版社，2011
20) Salinsky MC, et al：Epilepsy, driving laws, and patient disclosure to physicians. Epilepsia **33**：469-472, 1992
21) Marshall SC, et al：Restricted driver licensing for medical impairments：does it work? CMAJ **167**：747-751, 2002
22) Utah Administrative Code：Functional ability evaluation medical report. Available from URL：http://publicsafety.utah.gov/dld/documents/DLD134MedCombined8-10.pdf
23) CMV Driver's guide determining medical fitness to operate motor vehicles 7th Ed. Available from URL：http://www.cma.ca/index.php/ci_id/18223/la_id/1.htm
24) The American Medical Association：Physician's guide to assessing and counseling older drivers. Available from URL：http://www.ama-assn.org/ama1/pub/upload/mm/433/older-drivers-guide.pdf

第10章 運転再開のための自動車改造

杉山光一　　　　　　　　　　　　　　　武原　格
有限会社フジオート 代表取締役　　東京都リハビリテーション病院リハビリテーション部長

Key Questions
① 運転補助装置の種類と特徴は？
② 運転補助装置の具体的な入手方法とそれぞれの特徴は？
③ 運転補助装置の購入や取り付ける際の注意点は？

はじめに

　身体障害者（以下，身障者）が自動車運転を目指す，もしくはその再開を希望した場合，安全運転を可能にするためには操作部の改造や運転補助装置（以下，装置）の設置が必要となることがある．本稿では，装置の種類や特徴を中心に購入時の注意点等含め解説する．

歩み

　1960（昭和 35）年に道交法が施行され，身障者が免許を取得できるようになったのと同時に装置の歴史も始まる．当時は装置を取り付けた車は改造車として扱われ，そのつど，陸運事務所へ改造申請を行って検査を受ける必要があった．しかも取り付ける装置が違えばもちろん，同じ車種であっても車両型式が異なると再検査となったため，手続きが煩雑であった．
　1995（平成 7）年に改造車に関する規制緩和が行われ，身障者用操作装置の部品が「指定部品」（**表 1**）[1]となり，保安基準を満たしていることを条件に改造申請が不要になった．

表 1　指定部品とされている装置

①ステアリング・ホイールへの旋回ノブの取り付け
②アクセル，クラッチ，ブレーキ等への手動操作部品の取り付け
③方向指示器レバーの移設または足踏み方式部品の取り付け
④足踏み式駐車ブレーキへの手押しレバーの取り付け
＊④にはチェンジレバー用ロックレバーやサイドブレーキアームも含まれる
⑤ペダル類にペダルを延長するための部品の取り付け
⑥助手席への補助ブレーキ・ペダルの一時的な取り付け
⑦アクセル・ペダルまたはブレーキ・ペダルの移設または増設取り付け

（文献 1 より作成）

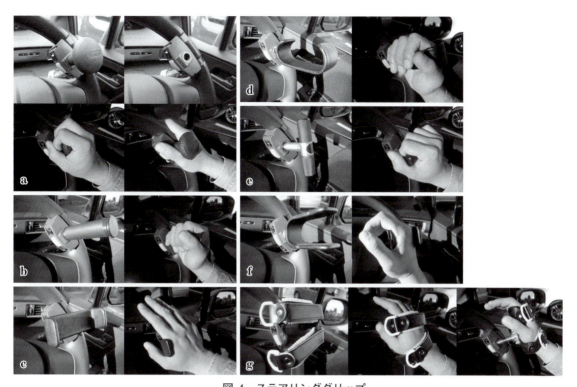

図 1　ステアリンググリップ
a：一般的な形状（丸），b：スティック型，c：コの字型，d：C字型，e：T字型，f：U字型，g：手型

　現在では，身障者用であることが明確な装置については，車両の構造を著しく変更することがないかぎり，軽微な改造として認められている（ただしシートやシートベルトなど，一部については身障者向けの改造であっても認められない）．装置の設計は一般的な福祉用具とは異なり，人ではなく車が中心となっている．今でも装置はまず自動車のルールに合わせて設計，製作，取り付けされ，その後に人に合わせて再設計するという方法が一般的である．

運転補助装置の種類

　装置の種類は非常に多岐にわたる．ここでは重要と思われる機能に対して，（有）フジオートで製作したものの一部を例に説明する．改造はすべてオートマチック車（以下，AT車）を想定したものである．また，姿勢保持のためのシート関連についても考察が必要であるが，ここでは操作に特化して紹介するため省略する．

1．ハンドル
1）ステアリンググリップ（図1）
　片手でハンドルを回すための部品である．この製品は汎用性が高く，ハンドルが極端に太いものや特別な素材（木製等）を使用しているものでなければ，同じ部品を他車種にも取り付けることができる．形状もさまざま用意されており，その中から確実に旋回させられるものを選択する．

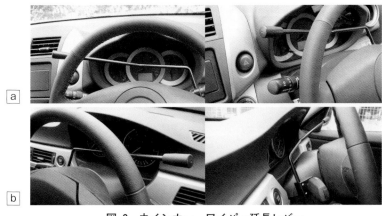

図 2　ウインカー，ワイパー延長レバー
a：右から左へ延長（国産車のウインカーレバー），b：左から右への延長（国産車のワイパーレバー，写真は外国車〔右ウインカーレバー〕）

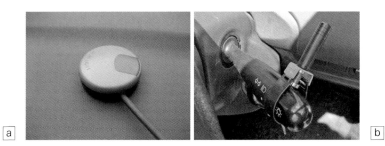

図 3　ライト点灯，切換
a：オートライト，b：ライトスイッチ補助レバー

2．ウインカー，ワイパー

1）ウインカー，ワイパー延長レバー（図 2）

　既設のウインカー（ワイパー）レバーに，左右の反対側まで延長するレバーを取り付ける．取り付け部，レバー形状が車種によって異なることがある．

2）足踏みウインカースイッチ

　足で踏んで ON・OFF 操作をするフットスイッチを用いてウインカーを操作する．

3．ライト点灯，切換（図 3）

1）オートライト

　光センサーをインパネ上に設置して，夜やトンネル内等暗くなると自動的にライト（主にロービーム）を点灯させる．

2）ライトスイッチ補助レバー

　既設ウインカーレバーについているライトスイッチを回しやすくするように補助レバーを取り付ける．

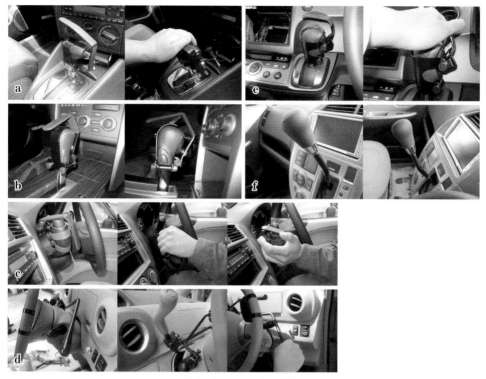

図 4 シフトレバー補助具
a：フロアシフト（ロックボタンが横），b：フロアシフト（ロックボタンが前），c：コラムシフト（ロックボタンがある），d：コラムシフト（ロックボタンがないので，右手操作用に延長レバーを取り付けた例），e：インパネシフト（ロックボタンがある），f：インパネシフト（ロックボタンがないので，右手で操作しやすいように延長した例）

4．シフトレバー
1）シフトレバー補助具（図4）
シフト操作時のロック解除ボタンを容易に押すことができ，かつシフトチェンジが腕をスライドさせてスムーズに行えるようにするための部品を取り付ける．本来は頸髄損傷者向けの装置であったが，最近は右手操作用として利用されることも多い．

5．サイドブレーキ
1）サイドブレーキレバー補助具
シフトレバー補助具同様，主に頸髄損傷者向けの装置で，サイドブレーキレバーを腕で持ち上げられるようにし，ロック解除ボタンを上から容易に押せるようにした装置を取り付ける．
2）手動サイドブレーキレバー（図5）
足踏み式サイドブレーキペダルの車の場合，左足で行うサイドブレーキ操作を手動で行えるように延長レバーを取り付ける．シフトレバー補助具同様，右手操作用としても利用される．

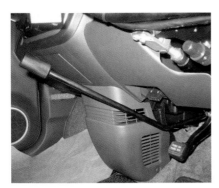

図5 手動サイドブレーキレバー

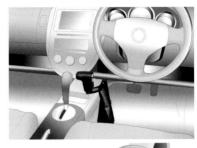
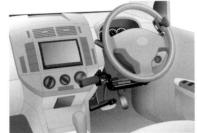

図6 手動運転装置
a：フロアタイプ（操作レバーが床から立ち上がる），
b：コラムタイプ（操作レバーがハンドル下から横に伸びる）

6．ペダル操作（ブレーキ，アクセル）

1）手動運転装置（図6）

本来は対麻痺のために手動でアクセル，ブレーキ操作ができる装置であるが，近年は「ブレーキの踏力が衰えたためブレーキ操作のみを手動運転装置で行いたい」と希望するケースも増えている．対麻痺の方が使用する場合にはフロアタイプが全体の9割を占めているが，ブレーキのみ使用する場合にはコラムタイプが採用されることがある．

2）左アクセルペダル（図7）

左足でアクセルペダルが操作できるように，ブレーキペダルの左側にアクセルペダルをもう1つ増設する装置を取り付ける．さまざまなタイプが存在するが，どれも左側から既設アクセルペダルをリンクを介して押す単純な機構である．同じ車を右足で通常通り頻繁に運転する人がいるか，簡単に左右の切り替えが可能か，どの程度車を改造するかという点にも注目するとよい．

3）ペダル拡大，延長（図8）

通常のペダルの踏む部分を大きくする，または手前に延長する．

7．その他

1）キー操作用キープレート

エンジンキーを回しやすくするために簡単なプレートをキーに取り付ける．

2）パワーウインドウスイッチ補助レバー

パワーウインドウスイッチを操作しやすくするために補助レバーを取り付ける．

3）シートリクライニング，スライドレバー延長

シートリクライニングやシートスライドを行う際のレバーを延長する．

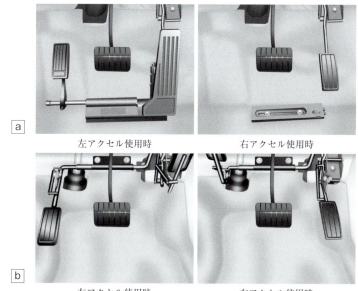

図7　左アクセルペダル
a：床置き（オルガン）式（図は装置着脱タイプだが，ワンタッチで左右のペダルを入れ替えるものもある），b：吊り下げ式

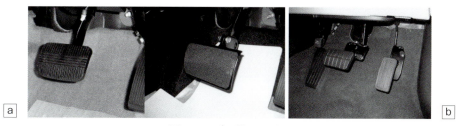

図8　ペダル拡大・延長
a：ペダル拡大（写真はブレーキペダルの例），b：ペダル延長（写真はブレーキ，アクセルペダルを手前に延長したもの）

運転補助装置の特徴

　装置を取り付けることで「装置使用者の専用車になってしまうのではないか」という問い合わせは多い．しかし，公道を走る車は通常の運転が可能でなければならないため，すべての装置が，健常者による通常運転も問題なくできるように設計されている．

　また，多くの装置には汎用性がない．車種によって部品の形状や位置，周辺の配置等が異なるため，車を乗り換えるたびに新しい装置を購入しなければならないことが多い．「装置は機能が同じであればどれでも一緒」と思われがちだが，装置提供者としては「装置は車種や人によって異なるべきもの」と考えており，その考えの差は意外に大きく装置の導入に影響することがある．また重要な機能を補う装置の取り付けは強固に行わなくてはならないため，レンタカー等自分が所有する車以外に一時的に取り付けることも難しい．

次に装置提供者を，自動車メーカーと，国内装置専門メーカー，海外製品輸入業者の3業態に分けておのおのの特徴について述べる．

　自動車メーカーでは，介護を目的とした福祉車両は国内メーカー全社で取り扱っているが，装置となると本田技研工業株式会社，日産自動車株式会社の2社で取り扱っている．（トヨタ自動車株式会社では装置自体は扱っていないが，ハンドル操作力を軽減する，電動シートや車いす収納装置を備えている等，装置を使用するユーザーを想定した専用車を販売している）．〔2015（平成27）年現在〕．装置付き車種の設定がある場合と，通常の車に装置がオプション設定されている場合がある．車を作る立場から設計されているため，一般的にスタイルや操作性が良く，電子制御を用いる等最新技術が組み込まれているものもある．また，試乗車で体験できる機会も比較的多いため，運転感覚を事前につかむことができるメリットがある．一方で個人に合わせたカスタマイズが難しく，また装置自体は気に入っていても，車種やグレードが限定されてしまう，同一メーカー以外の車には取り付けられない等の難点がある．

　装置専門メーカーは国内大手2社でほとんどすべての装置を提供している．これらが提供しているものは自動車メーカー製に比べれば安価なものが多く，一部機能が制限される場合もあるが，外国車や中古車を含めてほとんどすべての車種に取り付けられる．ユーザーに合わせた修正も容易に行える．ただし，あくまで後付けであるため，取り付けると邪魔になる場合や内装のデザインを損なうケースがある．また，同じ装置でも車種によって操作感覚や配置が異なるのだが，購入前に実車に取り付けて試乗することが難しく，事前に確認できるのは紙面での情報や他車種での体験に限定される．

　海外製品の輸入については大手が1社，その他の輸入会社が数社と認識している．欧米ではキット化されている汎用性の高い装置が主流であり，それを販売しているところもある．輸入販売自体が比較的最近活発になってきたが，国内流通台数がまだ少なく，これからさまざまな評価が行われると思われる．

　また，近年では主に手動運転装置で国産や海外製の着脱可能な装置が見受けられる．容易に入手できるが，後述の使用者責任について注意しなければならない．

入手方法

　装置の主な入手方法としては，車と一緒に自動車販売店から購入する方法と，装置専門メーカーに直接依頼する方法の2通りがある．新しく車を購入する場合は，自動車販売店に装置の手配を依頼するとよい．後述の税の減免制度を受けやすくなる．車を選ぶ際，販売店の担当者に別途装置が必要である旨を伝え，装置付き車両の紹介，もしくは装置専門メーカーへの連絡を依頼する．可能であれば，事前に資料を取り寄せて必要な装置をピックアップしておく．

　ただ，この方法では，使用者は装置提供者や取り付け者に直接会うことがほとんどなく，注文した装置が指定の車に取り付けた状態で納車されることになる．必要があると感じたら，選定についての事前相談や取り付け・納車時の立会い等を依頼するほうがよい．装置専門メーカーに直接依頼する場合は，必要な装置とともに車両情報が必要になるので，車検証を用意しておくとスムーズに手続きできる．

● 選定

　まずは免許センター（各都道府県の公安委員会）の適性検査室で臨時適性検査を行い，必要であれば免許条件が付与される．以後，条件付きの免許保有者はその条件を満たすように改造された自動車でなくては運転できない．脳損傷者の場合であれば「AT車限定」がつくことは避けられないと思われるが，そのほか条件にない装置については，任意で選択できる．保有する車，もしくは購入希望の試乗車の運転席に座っていろいろとシミュレーションしてみるのが一番わかりやすいだろう．確認ポイントとしては，前述の「装置の種類」に示したものを参照していただければ幸いである．

　装置選定の前に，車種選定の時点で考慮したいポイントもある．車種にこだわり，装置を無理に取り付けてみたが使い勝手が悪く，逆に運転しにくくなった例もある．時には「乗りたい」車より「乗りやすい」車を選ぶことも大事だと考えている．例えばライト操作，シフトレバー，サイドブレーキ，キー操作等は操作性に優れる機能を備えている車種が増えており，運転席シートの高さやホールド性，あるいはシートスライドやリクライニングの調節方法やその固定位置が体に合っているだけで運転時の体への負担は少なくなる．また，衝突安全機能等の先進技術を搭載した車種にも装置は取り付けできるので，そうした機能で運転をサポートしてもらうことも考えられる．

　納品直後に使い勝手が良くないと装置の修正を依頼されることがあるが，筆者個人の意見としては1カ月程度継続して使っていただきたい．これは障害の有無にかかわらず新しい車の運転には多少なりとも慣れが必要であり，その違和感の原因が装置なのか，車自体なのかを判断するには，その程度の試用期間が必要と考えているからである．例えばブレーキの踏力，加減速性能，シートの高さ，ハンドルの大きさや操舵力等は車種によっては大きく異なる場合がある．試用期間を過ぎても装置の修正が必要だと判断した場合には，装置提供者に修正を依頼する．このような場合の修正の可否等，アフターフォローがどのくらい充実しているかも選定の重要な判断材料となる．

● 安全基準と責任

　装置の安全基準は，国土交通省の定める「道路運送車両の保安基準」に適合することとなっている．ただし，基準を満たしているかどうかの判断は各製造者，販売者が行い，それを検査する公的な機関はない．装置の選択や使用は装置提供者の情報をもとに使用者が自己の判断と責任で行うことになる．日々の装置の不具合については，使用者に日常点検を行う義務がある．今までと感覚が違う，異音がする等の症状が出ていたにもかかわらず放置して使用し続けたときに事故が発生すると，点検義務を怠ったことになる．装置に限らず，体調によっても操作が難しくなるような場合もあるが，それらを総合して安全に運転できると判断して運転を開始するのも，使用者の自己責任と解釈される．万が一，交通事故が発生した場合，現状では一般的な自動車事故と同様に運転操作に起因するものとして扱われる．ただしその中には，装置の安全性に問題があったものも含まれている可能性は否定できない．その場合は交通事故処理後に装置提供者，もしくは取り付け者との間で製造物責任（product liability：PL）について話し合うことになる．

表 2　乗用自動車が非課税となる機能を有する装置
(文献2より作成)

手動装置	足動装置
左足用アクセル	運転用改造座席
足踏式方向指示器	車いす移動車
右駐車ブレーキレバー	

乗用自動車が非課税となるのは，身体障害者の使用に供するものとして以上の特殊な性状，構造または機能を有する場合
＊上記のものが設置されていても，手で簡単に着脱できて車内にその機能が残らない状態になり得る方式では，自動車は非課税にならない．
＊「右駐車ブレーキレバー」は，現在ほとんど販売されていない．

　装置は個人に合わせて製作することも多く，その場合には装置の使用方法について簡単な取扱説明書や注意書き，もしくは納品時の口頭説明のみになることもあり得る．有事の際のことを考えれば，信頼できる業者に依頼する，あるいは保証内容を確認する等が大事である．
　事故の原因として装置の取り付けが問題になるケースもある．汎用性がない装置であるにもかかわらず，中古部品を購入して車に無理に取り付けた後，不具合が生じ事故を起こしたという話は後を絶たない．その場合は取り付け者とともに，本来取り付けできない装置と知りながら使用した使用者の責任も問われることがある．装置の中でも特に「止まる」「走る」「曲がる」の三大要素にかかわるものについては，それぞれの装置提供者に取り付けまできちんと依頼し，安全を確認したうえで使用することをお勧めする．また，前述の着脱可能な装置については，装置の正しい取り付けも使用者が負担することになるため，さらに大きな責任を担うことになることを理解しなければならない．

経済的な補助等

　装置は，前述のとおり自動車部品として扱われてきたためか，車いす等のように身障者手帳によって交付される制度がなく，また製造者が装置の販売に対して介護保険等の国や地方自治体からの援助を受けることもできない．しかし，使用者には身障者の社会進出を支援するという形で，税の減免と改造費の助成という，大きく分けて2種類の経済的な補助がある．
　減免される税には，消費税，自動車税，自動車取得税がある．
　消費税は，消費税法に定められた品目に該当する装置（**表2**）[2] が装着された車を購入する場合，車両本体と購入時のオプション物品を含めて非課税で購入することができる．これは，購入者の障害の有無は問われない．しかし，消費税を非課税にして車を販売するという機会は少なく，販売者の中には非課税にはできないと主張するケースもある．購入契約時には事前に確認し，担当者が理解できていない場合には，福祉車両部門や装置メーカーに問い合わせるよう依頼するとよい．なお，非課税の対象は装置の取り付けられた車両であり，装置単体が非課税で取り扱われることはない．また，自動車を購入した後で装置を取り付けた場合は，非課税対象車両への改造とみなされて装置とその工賃のみ非課税となるが，この場合は車両等にかかった消費税は還付されない．

表 3　装置購入の際の助成以外の助成制度
(代表的なもの)

自動車購入資金の貸付，助成制度
自動車運転免許取得のための貸付，助成制度
自動車燃料費の助成制度
有料道路通行料金の助成制度
駐車禁止規制の適用除外
その他各施設の駐車料金，利用料金の割引制度

＊(有)フジオート調べ

　自動車税と自動車取得税は，身障者手帳を持っている場合減免されるが，各都道府県によって対応や減免の範囲が異なるため，自動車販売店もしくは居住する地域の都道府県税事務所に問い合わせる必要がある．2015(平成27)年現在では，障害の有無にかかわらずいわゆるエコカー減税が適用される車種がある．

　改造費の助成は，運転に必要な自動車改造に対して主に市区町村の福祉担当が窓口となって行われている．消費税と比較すると軽微な装置でも対象となる場合があるが，一方で障害等級，自動車使用年数，保有台数，装置を取り付けた車の名義人，所得制限等の条件がある．助成金額も数万円〜20万円程度と幅がある．市区町村によって対応がまったく異なり，個人情報に深くかかわる条件が多いことから，助成を受ける本人やご家族が直接問い合わせる必要がある．

　そのほか**表3**のような補助制度もあり，必要であれば担当部署に問い合わせを行う．

まとめ

　装置提供者は，使用者の身体能力だけを確認して適切な装置を製作して取り付ける，あくまで車の部品の専門家である．そのため，脳損傷者のように自らが操作の安全性について正確に検討できない場合でも，注文を受ければ装置を提供してしまうという問題がある．また，使用者がリハビリテーション中や購入前に装置を試す機会が少ないため，導入時に通常よりも急アクセル・ブレーキのような不安定な運転になってしまうことが当然起こり得る．より安全に装置を使ってもらうために，使用者だけでなくリハビリテーション医療従事者との連携を進め，装置使用者の安全運転を支えていきたいと考えている．

●文献

1) 自動車技術基準研究会 編：道路運送車両の保安基準詳解．交文社，pp1155-1179，2000
2) 国税庁：No.6214　身体障害者用物品に該当する自動車．Available from URL：http://www.nta.go.jp/taxanswer/shohi/6214.htm（2016年1月13日引用）

第11章 ドライビングシミュレーター(DS)による運転評価

一杉正仁
滋賀医科大学社会医学講座法医学部門 教授

Key Questions
① DSはどのようなときに用いられるか？
② DSを用いることの利点は何か？
③ リハビリテーションの現場で，DSはどのように用いられるか？

DSの普及

　交通機関を操縦する人に向けたシミュレーターが多くの領域で用いられている．特に航空機のパイロットでは，実際の機体による訓練は危険性が高いこと，予測されるさまざまな状況が実際の訓練でなかなか遭遇できないこと等から，シミュレーターの有効性が高い．自動車のドライビングシミュレーター（以下，DS）は，1980年代から本格的な開発が進められた．後記のとおり，わが国では自動車教習所においてDSを用いた教習が法制化されているので，かなりの数のDSが国内で利用されている．現在は900台以上の訓練用DSが稼働しているようであり，その規模は世界一という[1]．主にDSは，実車に近い運転席と視界発生装置で構成され，幅広い年齢層の一般運転者に用いられる．したがって，比較的簡便，コンパクトで安価なものが開発されるようになった．実車訓練で行われる危険予測訓練は，訓練環境を設定することや実施に困難を伴うことがある．また，地域特性から高速道路体験も容易でないことが多い．したがって，DSは自動車運転を行う多くの人にとっての重要なツールとなっている．

DSに関する法規

1．自動車教習所における利用

　警察庁の指導によって，1994（平成6）年から道交法施行規則で教習にDSを利用することが法制化された．すなわち，同規則第33条4には以下の記載がある．

ホ　大型免許，中型免許，普通免許，大型第二種免許，中型第二種免許又は普通第二種免許に係る教習（国家公安委員会規則で定めるものに限る）は，運転シミュレーター（模擬運転装置であって，当該模擬運転装置による教習効果が道路における自動車による教習効果と同等であるものとして国家公安委員会が定める基準に合格するものをいう）を使用して行うことができる．

ヘ　大型二輪免許又は普通二輪免許に係る教習のうち，基本操作及び基本走行については一時

表 1 「教習の課程の指定に関する規則」における DS の記載 （一部抜粋）

教習事項の区分	教習方法	教習時間
普通自動車の運転に係る危険の予測その他の安全に必要な技能	普通自動車又は運転シミュレーターを用い，運転シミュレーターを用いる場合にあっては届出自動車教習所の建物において行うこと．ただし，交通の状況を聴覚により認知することができない状態で行う運転に係る危険を予測した運転に必要な技能に基づく走行に係る教習については，専ら人を運搬する構造の普通自動車を用い，届出教習コースにおいて行うこと．	1 時限以上
高速自動車国道及び自動車専用道路（以下，「高速自動車国道等」という）における普通自動車の安全な運転に必要な技能	普通自動車又は運転シミュレーターを用い，普通自動車を用いる場合にあっては高速自動車国道等において，運転シミュレーターを用いる場合にあっては届出自動車教習所の建物において行うこと．	1 時限以上

限，応用走行については二時限，運転シミュレーターを使用すること．
ト　ヘに定めるもののほか，運転シミュレーターによる教習は応用走行についてのみ行い，かつ，教習時間は三時限を超えないこと．

　また，具体的内容については，「教習の課程の指定に関する規則」（国家公安委員会規則）によって，**表1**のように定められている．**表1**には普通自動車免許の教習課程についての記載を挙げたが，同様の内容が，自動二輪車，大型自動車やバス等でも定められている．すなわち，危険予測教習および高速教習において DS の利用が義務付けられていることになる．

2．機種の認定について

　前記のように，教習や検査用に用いられる DS は，国家公安委員会の認定を受けなければならない．DS にかかわる型式認定制度については，「運転シミュレーターに係る型式認定制度の運用について」（警察庁丙運発第 15 号）により運用されているが，詳細は運用の標準として定められている．それらの基準を満たせば，国家公安委員会が認定したとして「TS マーク」を貼り付ける．また，運用の標準には，前記教習で行われる教習用ソフトについても定められている．すなわち，危険予測や高速道路走行についても，そのコース設定等，最低限定められた基準がある．これについては**表2**で紹介する．

3．高齢者講習で使用する機器

　わが国では 70 歳以上の高齢者の運転免許更新時に高齢者講習が義務付けられている．すなわち，安全運転に必要な知識等による講習のほか，自動車等の運転，運転適性検査機材による指導を通じて，高齢者に自らの身体機能の変化を自覚してもらったうえで，その結果に基づく助言や指導が行われる．すなわち，簡易なシミュレーターの運転席に座り，視覚刺激表示装置の画面上に表示された刺激に反応して，ハンドルやペダルを動かすことである．10〜15 分間行い，この間に行われた反応の正確さや反応時間を計測する．具体的な検査の種類は以下のとおりである．

1）単純反応検査

　単一の刺激に対する反応を調べる．例えば，道路を走行中に赤色信号を発見してブレーキを踏むまでの時間を測定する等である．

表 2 「運転シミュレーターに係る型式認定制度の運用の標準について」に定められている第一種免許教習用ソフトについて（一部抜粋）

① 危険予測教習用教材（「危険を予測した運転」に使用するソフトの場合に限る．）
○ 教習コースの距離
　危険予測教習に係る教習コース（以下「危険予測コース」という．）は，おおむね 5 km 以上で市街地を模擬したコースで構成されたものであること．
○ 教習コースの内容
　危険予測コースは，事故統計等に基づき，初心運転者が陥りやすい代表的な事故形態の中から，非常に危険性が高く，積極的な危険回避行為を必要とする場面（以下「危険場面」という．）9 場面以上及び潜在的に危険性を有するが，通常の注意義務を果たせば事故発生を防ぐことが可能である場面（以下「注意場面」という．）3 場面以上で構成されるものであること．
○ 教習コース上の障害物等
　危険予測コース上に各場面に直接かかわる対向車，先行車又は人等の障害物（以下「対向車等」という．）以外に運転者の注意を逸らすための対向車等（以下「トラップ」という．）が登場すること．また，30 秒以上自動車等が変化しない状態が続かないこと．
② 高速教習用教材（「高速道路での運転」に使用するソフトの場合に限る．）
○ 教習コースの距離
　高速教習に係る教習コース（以下「高速コース」という．）はおおむね 15 km 以上で高速自動車国道及び自動車専用道路（以下「高速道路等」という．）を模擬したコースで構成されるものであること．
○ 教習コースの内容
　高速コースは，高速度の特性等高速道路等において必要な運転技術が学習できる場面（以下「学習場面」という．）8 場面以上で構成されるものであること．
○ 教習コース上の障害物等
　高速コース上に対向車等以外にトラップが登場すること．また，20 秒以上自動車等が変化しない状態が続かないこと．

2）選択反応検査

　複数の選択的な視覚刺激に対する反応を調べる．例えば，信号の赤，青，黄等に対して，アクセルやブレーキ等を正確にかつ迅速に操作できるかを調べる．

3）ハンドル操作検査

　画面上で変化する視覚刺激に対して，ハンドルを操作して追従反応をさせる．例えば，前車の動きに応じて進路変更をしたり，障害物の回避操作をする状況における，正確さや偏り等を調べる．

4）注意配分・複数作業検査

　ある作業に注意を集中させた状況で，別の状況に注意を分散させて適切な対応がとれるかを調べる．例えば，つづら折りカーブの続く道路でハンドル操作を行いながら，障害物を発見してブレーキを踏む等の反応が，正確かつ迅速に行えるかを調べる．

　以上の検査に用いられる機器および検査内容についても，「高齢者講習用運転操作検査器の基準等」（警察庁丁運発第 52 号）によって定められている．

● DS の利点について

　前項で示した DS は，運転教習等に用いられるため，設備は実際の運転席と同等の仕様になっている．また，画面は大きく，映し出される映像も実交通場面を十分に再現したものであるため，実車運転にひけをとらずに運転能力が評価できる．DS には，このように本格的なものから，卓上のパソコンに小さなハンドルをつけて，ゲーム感覚で運転を再現する装置まで，さまざまである．しかし，本格的なものを用いるほど，正確な運転評価や実際的な訓練が行える[2]．

したがって以下では，実車両同様の運転席を模擬し，ワイドスクリーンを備えたDSを前提とし，その利点について整理する．

1. 短時間で高次脳機能を加味した運転能力を確認できる

　本格的なDSを用いれば，実交通環境をリアルに再現できる．交通社会では，連続して変化する状況を正しく認識し，瞬時に正確な判断をしたうえで，適切な行動をとることが要求される．これら一連の処理において，視覚，認知，注意，判断，遂行機能といった高次脳機能を必要とする．したがって，DSを用いることで，短時間にこれらの能力を備えているかが判断できる．ただハンドルをきる，ペダルを踏むという単純反応を確認するだけでは，運転という複雑な能力を評価することが困難である．

2. 状況を自由に設定できる

　さまざまな交通環境を設定し，再現することができる．例えば，高速道路，歩行者や対向車で混雑する市街地等である．さらに，天候条件に応じて道路環境を変えることもできる．例えば，風雨で視界が悪い状態とともに，路面が濡れ，制動による停止距離が長くなる等である．これらの利点を勘案して，実車による教習をDSで代用することが可能となった．なお，第二種免許の教習にあたっては，夜間や路面凍結状態等を設定してDSによる訓練が義務付けられている．

3. 再現性がある

　前項で設定した環境での訓練は，何度でも繰り返すことができる．すなわち，環境設定に再現性がある．したがって，同一人物が反復して操作をすることで，どの程度運転技能が向上したかを判定することができる．また，多数の人が同様設定のもとで操作を行うことで，状況に対する一般運転者の技能水準を把握することができる．また，ある特定の集団（高齢者や疾病罹患者等）と一般集団との比較が可能であり，特定集団における問題点の把握や運転可否の判断に役立てることができる．

4. 簡便で恐怖感が少ない

　まず，いつでも手軽に行えるという簡便さがある．どんな天候や時間でも，基本的に自分一人で操作することができる．

　次に，恐怖感を最小限にできる点が挙げられる．運転訓練を実車試験で行うことには恐怖感が伴う．いくら指導員等が同乗していても，衝突したらどうしよう，アクセルとブレーキを踏み間違えたら大変なことになるという恐怖心が生まれる．また，危うく衝突しそうな状況に陥っても，それが恐怖体験として残る．DSではこれほどの恐怖心は生まれない．したがって，特に高齢者やなんらかの疾病を有する人に対しては，ストレスを極力抑えた状態での運転訓練が可能である．

5. 自らの運転能力を把握できる

　画面上で設定された条件で運転を行った場合，自車の走行が画面で映し出される．したがっ

て，自らの運転能力を画面で確認できる．もちろん，反応時間等のさまざまな計測項目が数字としてあらわれるため，その結果での客観的評価も得られる．自分では運転がうまいだろうと思っていても，DS を行い，その結果を目の当たりにすることで，自らを反省し，訓練につなげることもできる．また，なんらかの疾病に罹患した後に，自動車運転を再開するか，あるいはしばらく中止するかの判断材料にもなる．他人から，「運転を控えたほうがよい」と助言されても納得できなかったが，自らDSを操作し，その結果をみることで十分納得できたということがある．

なお本格的なDSは高価であること，設置のために相当のスペースが必要とされるという欠点もある．また，操作する人の中にはシミュレーター酔いを起こす人がいる．したがって，操作中にめまい，嘔気等の気分不快を訴えることがあるため，十分な観察が必要である．

● DS による操作結果の評価

DS による操作では，前記のように運転能力を評価することができる．もちろん，指定されたコースを走行できたか，交通規則を遵守したか（信号に忠実に従っているか，速度違反はないか，歩行者等に配慮しているか）等を目視で調べることができる．その他の客観的指標として，さまざまな刺激（指示）に対する反応時間を測定することができる．刺激に対する反応は，操作する機器や刺激の種類によってさまざまである．したがって，その数字自体で議論するのではなく，一般集団との比較で議論されるべきである．

ここで，前項で挙げた高齢者講習時の検査を例に挙げる．単純反応検査や選択反応検査では，反応時間を計測する．評価にあたっては，各年齢層における基準値をあらかじめ用意しておき，同年代の基準と比較することで行われる．すなわち，10代～80歳以上まで，ほぼ10歳ごとの年齢層群で，男女とも十分な標本が収集され基準値が作成される．得られた標本の分布をもとに評価を行う．そしてそれぞれの評価が以下の割合になるように定められている．

　評価値1：劣っている　　　・・・全体の6％
　評価値2：やや劣っている・・・全体の22％
　評価値3：ふつう　　　　　・・・全体の44％
　評価値4：やや優れている・・・全体の22％
　評価値5：優れている　　　・・・全体の6％

脳障害者を対象に，DS を用いて運転能力を検討した報告では，多くの場合，同年代の健常者における能力と比較することで，結果が論じられる．機器や条件の設定が変わることで計測値も大きく異なる．したがって，定量的評価を行う場合には，必ず比較対照（コントロール）をおく必要がある．

なお，海外では実車試験で運転技能を調べる指標として standard deviation of lateral position（SDLP）が用いられている．これは，運転者が時速 90 km で幹線道路（多くは高速道路）を1時間以上走行する試験であり，その間に自動車が左右方向へ偏移した幅を測定する．そして，コントロールの状態と対象薬剤を内服した状態でその値を比較するものである．DS を用いた試験でも，これに準じた評価が行われることがある．しかし，高速度で約1時間以上運転し続けるという状況設定は，本邦において特定の職業運転者を前提とした状況であり，市中における一般的な運転環境とはいえない．したがって，評価を解釈するうえでは，操作者の日常

における運転状況を十分に鑑みる必要があろう．

脳損傷者の運転再開に向けた DS の応用

1．患者が求めていること

筆者らは，脳血管障害前に自動車を運転していた人がどの程度自動車運転を再開できたかについての実態調査を行った．そして，自動車運転再開にあたって，どのような支援を求めているかについて調査した．脳血管障害の回復期リハビリテーション目的で入院していた患者の38.1％の人が，DSによる訓練を希望していた[3,4]．脳血管疾患の後遺症が残る人でも，改造車両や支援についての情報提供を受ければ，一定の訓練の後に自動車運転を再開できることがある．したがって，われわれ医療従事者は，脳血管障害患者が運転を再開するための情報や知識を積極的に提供し，さらに，DS等を利用したサポートを行って，円滑な交通社会復帰を促す必要があろう．

2．DS の臨床応用

自動車の運転には，複雑な認知，判断，運動能力が求められる[5,6]．それゆえ，机上の認知機能検査結果のみで一概に運転の可否を判断できないことがある．そこで筆者らは，正確な運転能力の評価および患者の訓練を目的に，DSの臨床応用を行っている．すなわち，自動車運転を希望する脳卒中患者を対象に，DSを用いた運転訓練を実施している[3,4]．使用機器は，オートマチック普通車用のDS〔Honda Driving Simulator，本田技研工業（株）〕である（図1）．このシミュレーターは6輪モーションベースを装備し，円筒型のワイドスクリーンを装備しているため，実車運転と同様の視野が再現できる．そして，片麻痺の後遺症がある人でも運転が可能なように，ステアリングにノブを取り付け，ウインカーを左側でも利用できるようにし，そしてブレーキペダルの左側にアクセルペダルを取り付け，左上下肢での操作が可能になるようにした．

プログラムでは，単純な直線道路から左右のカーブをそれぞれ回る状況，直線道路運転中に制動をかける状況および一般の市街地を走行する状況を設定した．制動プログラムでは，時速

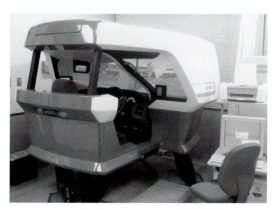

図1　DS（オートマチック普通車用）

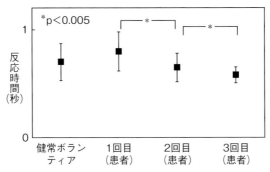

図 2　車両の飛び出しを認知してブレーキを踏むまでの時間[4]

40 km で直線道路を走行中に，前方の画面右側から大型車が横切る状況を設定し，その際の制動操作に伴う空走時間と制動時間を計測した．

　患者が DS を操作することで，まず，十分な身体機能を有しているかが正確に判断できた．すなわち，座位を保った状態で，上肢でハンドルを操作することと，下肢でアクセルやブレーキを操作することが適切に行えるか判断できた．次に，運転を遂行できる認知機能を備えているかも判断できた．さまざまな状況に適切に対応すること，交通規則にのっとって理性的に自動車を運転すること等は，DS を用いた評価で正確に判定できた．また，客観的指標によって，訓練の成果を判定することも可能であった．例えば，制動プログラムにおける訓練効果を調べると，課題を繰り返すことで運転技能が向上した（図 2）[4]．すなわち，急な飛び出しを認知してブレーキを踏むまでの時間を調べると，1 回目の平均は 0.8±0.2 秒であり，健常者の 0.7±0.2 秒に比較して有意に長かった（$p<0.05$）．訓練を繰り返すことで徐々に反応時間は短くなり，1 回目と 2 回目，2 回目と 3 回目の間に有意差を認めた（$p<0.005$）．このように，DS は運転再開を目指す患者の訓練用としても効果的である．

　さて，筆者らは脳血管障害だけでなく，外傷後の高次脳機能障害を有する患者等に対しても DS による訓練や評価を行っている．強く運転再開を希望している患者の中には，明らかに正常な運転ができない人もいる．自らの希望が強くても，DS による訓練の結果が目前に示されれば，その技能レベルを受け止め，再開を断念することもあった．また，通常は同伴している家族も DS による運転状況を見学できるように配慮している．したがって，本人の運転能力が不十分である場合でも，家族がそれを同様に受け止め，本人に助言をしたり，また本人の社会復帰のサポートに協力的であることが多い．したがって，DS は運転能力向上の訓練だけでなく，運転中止を決意する動機付けにも役立つ．

　なお，DS は運転教育や運転訓練の場を提供するツールとして有用であるが，あくまでも実車による運転とは異なることを忘れてはならない[2]．

3．簡易型シミュレーター

　前項で紹介した DS は設備が本格的であるゆえ，大きくて高価である．したがって，一般の医療施設では手軽に導入できない．しかし，近年では卓上型の簡易ディスプレイとハンドルお

よびフットペダルを備えた簡易型シミュレーターが販売されている．すなわち，パソコン用ディスプレイを3面として視野角を広くしたうえで，ペダルやハンドルを操作して状況に応じた判断力，反応速度，動作の正確さ等を確認するものである．一部のリハビリテーション病院で利用されているが，机上課題よりも患者のモチベーションが上がる，運転能力を判断するための目安となる等の評価が得られている．したがって，本格的DSを利用する前段階として，十分に利用価値があるツールと考える．

まとめ

本章では，DSの位置付けと，一般的な利用状況，利点について概説し，リハビリテーション領域での臨床応用について紹介した．自動車の運転は，障害者の社会復帰の一手段として重要である．しかし，現状では患者に十分なサポートが行われていない．まず，われわれに求められていることは，脳損傷者の社会復帰を促すうえで，自動車運転に関する情報提供，訓練指導を推進することである．特に自動車の運転に関しては，単に運転技術のみではなく，運転ルートを選択して交通ルールを遵守する能力や，他の車や運転者を考慮した行動選択等の，さらに高次な認知機能が必要である．したがって，積極的にDSを臨床応用し，患者の評価や訓練に用いられることを望む．

現在，なんらかの疾患に罹患したために自動車運転を控えている人の中には，十分自動車を運転する能力がある人もいる．医療従事者は，社会の安全を念頭に置き，運転再開を希望する人に効果的なサポートができるように努める必要があろう．

文献

1) 須田義大，他：ドライビングシミュレーターにおけるバーチャルリアリティ技術．自動車技術 **56**：36-41，2002
2) Stern EB, et al：Driving simulators. In Pelleritu JM Jr（ed）：Driver rehabilitation and Community Mobility：Principles and Practice. Elsevier Mosby, pp223-235, 2006
3) 一杉正仁，他：脳卒中後遺症患者の自動車運転再開に向けた取り組み，患者調査と自動車運転シミュレーターを用いた検討．The proceedings of 2010 JSAE annual congress 2010 **19-10**：5-8
4) Hitosugi M, et al：Support for stroke patients in resumption of driving：patient survey and driving simulator trial. Int J General Med **4**：191-195, 2011
5) 武原 格：運転に求められる身体機能．OTジャーナル **45**：1352-1357, 2011
6) 渡邉 修：運転に求められる高次脳機能．OTジャーナル **45**：1280-1285, 2011

第12章 実車による評価と訓練

熊倉良雄
国立障害者リハビリテーションセンター自立支援局第二自立訓練部肢体機能訓練課自動車訓練室長

Key Questions
① 自動車を使った評価の方法は？
② 運転中の特徴的な問題点は？
③ 運転訓練の留意点は？

はじめに

以前は，一定の病気にかかっている者等に対しては一律に運転免許が取得できないとされていた．2002（平成14）年6月の道交法の改正によって，障害者に係る運転免許の欠格事由が廃止され，自動車の安全な運転に支障があるかどうかを個別に判断することになった．

障害のある者が新たに運転免許証を取得したり，運転免許証を取得後に障害が発生して運転を再開したりする場合には，住所地の運転免許試験場で適性相談を受けて，運転適性の可否について判定を受けることになる．この際に，運転に影響を及ぼす病気や障害の症状を個別に判断する目的で，公安委員会が指定する診断書の提出を求められる機会が増加し，診断書を作成する医療機関でも障害のある者の運転に関する研究が行われている．

最近では，病院で評価が困難な実車による評価や教習を，近隣の教習所と連携して脳卒中・脳外傷者が安全に運転を再開できるように積極的に取り組んでいる医療機関もあるが，本章は，国立障害者リハビリテーションセンター（以下，当センター）で行っている運転評価や運転訓練の場面を通して，脳卒中・脳外傷者の運転の現状について説明する．

運転評価と運転訓練の流れ

当センターでの運転再開に向けた支援は，主に自立支援局（障害者支援施設）の利用者を対象に実施しており，定員に空きがある場合には，当センター病院の入院患者，在宅の肢体不自由者も対象としている．運転評価と訓練の流れは図1に示すとおり，はじめに面接を行い，障害名，障害原因，運動機能の状態，てんかん発作の有無（ある場合は最終発作日），服薬の内容，病識，入院や通院をしている医療職から運転再開に関する助言等について確認する．次に，個人個人の運転能力の的確な把握を目的に，運転能力検査という呼称を使い運転評価を行う．内容は，運転免許試験場や教習所で行われている一般的な運転適性検査機器を使った評価，当センター独自に障害特有の事象を評価する目的で視覚の評価，運転操作力測定器を使った操作力

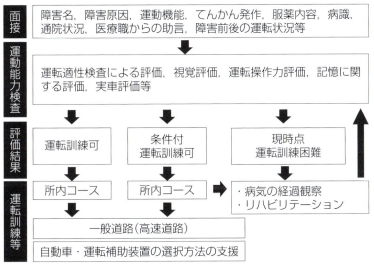

図 1 自動車運転評価と訓練の流れ

と操作の円滑さの評価，検査の内容・道順・助言事項の振り返りによる運転に必要な記憶に関する評価，実車を使った所内コースでの運転基礎感覚の評価を実施して，総合的に運転能力を判断している．この結果をもとに個人ごとの支援計画を策定し，その内容を本人に説明し同意を得たうえで支援を行っている．

支援としては運転訓練が可能，条件付きで運転訓練が可能，現時点は運転訓練が困難に区分する．訓練が可能な者は，運転再開に向けて所内コースの課題から一般道路の課題を行い，自動車と運転補助装置の選択方法の支援を行う．条件付きで運転訓練が可能な者は，所内コースの課題が一定の時限内に安定した場合は，一般道路での訓練を行うが，安定しない場合は，訓練を中断して現時点では運転を控えるように助言する．運転訓練が困難な者も，高次脳機能障害の改善やてんかん発作の状態等が安定するまでは，運転を控えるように助言している．訓練可否の判断は，実車による評価結果が主となるが，その他の評価から訓練の見通しと留意点を明らかにする．

なお，2014（平成 26）年 1 月から医療機関で行われている TMT-A，TMT-B 検査を行っている．検査を受けた脳卒中者 142 名について「訓練が可能，条件付訓練が可能」（以下，1 群）と「訓練が困難」（以下，2 群）で所要時間の関連性を調べた．1 群は 125 名，平均年齢 54.3 ± 10.6 歳，TMT-A の平均時間 119 ± 43.4 秒，TMT-B の平均時間 170 ± 86.1 秒であり，2 群は 17 名，平均年齢 48.9 ± 12.8 歳，TMT-A の平均時間 223 ± 71.3 秒，TMT-B の平均時間 367 ± 193.7 秒であった．1 群と 2 群間の所要時間の差が統計的に有意かを確かめるために t 検定を行ったところ，TMT-A は $t(18) = 6.01$, $p < 0.01$，TMT-B は $t(17) = 4.01$, $p < 0.01$ であり A，B ともに所要時間の差に有意差がみられた．

● 運転評価

脳卒中・脳外傷者の運転評価を行ううえで把握しておく事項としては，病気や事故によって脳が損傷されると，運動障害，知覚障害，言語障害，視覚障害，高次脳機能障害等が起こる．

その特徴は，脳の右側に損傷が起これば左半身の麻痺が，左側の場合は右半身に麻痺が生じ自力での運動ができない．麻痺側は触覚・痛覚・温度覚等がないことである．また，損傷の部位によって言葉を理解できない，発語ができない，両眼の視野欠損，記憶力低下，注意力低下，病識欠落等の症状が起こることを理解して評価を行う必要がある．

1．運転適性検査機器での評価

1）警察庁方式運転適性検査 K-2

教習所で運転者教育に用いられるペーパー検査の1つで，基本的能力，素質をみる目的で状況判断力，行動の内容，精神安定度を評価して運転適性を5段階で判定する．

2）警察庁方式 CRT 運転適性検査

応用的動作能力をみる反応検査で，パソコンの画面に表示される課題への反応時間や正確さをみることで，反応動作の速さ，精神緊張の維持，注意の配分等を評価して運転適性を5段階で判定する．

2．視覚の評価

視力や色覚以外に，視野検査器を使い左眼，右眼それぞれ水平・垂直・左斜め・右斜め方向の8方向を0~100度の間で測定し，視野の状態も評価する．損傷部位によっては，視野障害が起こる場合があるため視野評価は必須である．過去の事例から，結果として運転中に注意の範囲が狭く，他の自動車や障害物を見落としやすい原因は，①同名半盲がある場合，②半側空間無視がある場合，③①と②の両方がある場合の3つであり，原因によって見落とす頻度が異なるものの，見落としが起きやすい症状は同様であるため，できるだけ運転は控えたほうがよい．

当センターで運転を控えたほうがよい場合の助言として，次の3つの方法を行っている．①ペーパー検査（警察庁方式運転適性検査K-2）が終了後に，課題に気づかず飛ばした箇所がある場合には，具体的にその場所を示して，小さな紙を使った検査の範囲で見落としがある現状を説明する．②自動車の運転席に乗車後，正面に止まっている他の自動車や信号機を注視した状態で，自動車の前を左または右側から職員が横断してきたときに，目を左右へ動かさずに，どの時点で視認できるか実際に見える範囲を確認して現状を説明する．③障害後，混雑した街中を歩いているときや自転車に乗車しているときに，他の人や物との接触した経験や頻度を聞いて，見落としがある現状を説明する．なお，注意の範囲が狭い者には，併せて自転車の運転もできるだけ控えるように助言している．

3．運転操作力測定器での評価

測定器を取り付けた模擬運転装置を使って，アクセルペダルとブレーキペダルの操作力や円滑さを評価する（**表1**）．最終的には運転免許試験場で行う適性相談で運転操作方法は決定されるが，実際に運転をしたときに最も安全な操作方法を見極める目的で実施している．過去の事例では，右下肢に不全麻痺のある者が右下肢操作の運転を許可されたが，測定器での評価の結果において踏力と持続力に問題はないものの，踏み替え反応時間が遅く，踏む位置の不安定がみられた．また，所内コースの運転場面でもアクセルとブレーキペダルを踏み外したり，ペダ

表 1 アクセル，ブレーキ操作力等の評価表

検査項目	測定値等	判定	判定の目安
ブレーキの最大踏力	＿＿＿＿N	良・否	300 N 以上で良（N の単位はニュートン）
ブレーキの持続踏力	＿＿＿＿N	良・否	約 100 N を目標として，30 秒間踏み続け安定して 100 N の値を保つことができれば良
アクセルペダルからブレーキペダルへの踏み替え反応時間	＿＿＿＿秒	良・否	アクセルペダルを操作した状態からブレーキペダルへ踏み替えたときの反応時間を 10 回測定し，平均時間 0.6 秒以下で良
ブレーキペダルの踏む位置	一定の位置を安定して踏める	良・否	踏み替え反応時間を測定中に，次の①～④の行為がなければ良 ① ブレーキペダルを踏み外す ② ブレーキペダルに足部が引っかかる ③ ブレーキペダルとアクセルペダルを同時に踏む ④ ブレーキペダルを踏む位置が不安定
アクセルペダルの踏む位置	一定の位置を安定して踏める	良・否	踏み替え反応時間を測定中に，次の①～④の行為がなければ良 ① アクセルペダルを踏み外す ② アクセルペダルを踏み直す ③ アクセルペダルとブレーキペダルを同時に踏む ④ アクセルペダルを踏む位置が不安定

※判定に「否」の項目がある場合は，① 機能回復訓練を受ける．② 自動車や運転補助装置の選択を適切に行う．③ 義肢や装具を使用する．④ 運転方法を変更する等解決策の検討が必要．

（国立障害者リハビリテーションセンター自動車訓練室）

ルの踏む位置を確認しようと何度も足元を見て脇見運転になったりする等不安全なため，再度，適性相談を受けて「左アクセル」の免許条件に変更した例がある．

4．記憶に関する評価

運転適性検査や実車を使った評価を実施中に，1つ前に行った検査の内容を覚えているか，一度に2つ先のコース指示をして2つ目の曲がる方向を覚えているか，通過した道順や助言事項を覚えているかを質問して，運転に必要な記憶の状態を評価する．

5．実車による評価

所内コース内で自動車を運転したときの運転内容について，運転基礎感覚評価表[1]（表2）に基づいて評価し，今後，運転訓練の実施が可能な状態であるかの見極めを行う．評価項目は，運転免許取得者なら誰でもできる基礎的な課題として構成され，① 発進と駐車，② 合図，③ 安全確認と範囲，④ 走行位置感覚，⑤ 走行速度の5項目である．評価は，各課題が履行できるか否かを評価し，総合判定を1～5段階で判定する．過去の事例から訓練対象となった者は，3項目（中等度）以上の判定を受けた場合で，2項目（重度）以下の場合には訓練を行っても，運転者として自立できるまでの効果がみられず中止とした例が多い．

1）発進・駐車

発進と駐車を自主的に円滑に行えるかを評価する．「発進してください」とだけ指示を行い，エンジンをかけた後にブレーキペダルを踏み，チェンジレバーを操作し，駐車ブレーキを解除する一連の操作が円滑に行えるかを確認する．

障害によっては，操作の手順に一貫性がなくそのつど異なる，エンジンをかけたりブレーキ

表 2 運転基礎感覚評価表

評価項目		評価の課題（観察事項）	得点	合計	判定
1	発進・駐車	①前進・後退および駐車のための操作は安全，円滑にできるか（操作の仕方はわかるか，ブレーキペダルを操作してからチェンジレバーを操作しているか，駐車ブレーキ，チェンジレバーの操作を忘れていないかを観察する）	0 1	点	0点　不合格 1点　合　格
2	合図	②発進・駐車時に合図を出しているか（発進や駐車をする前に合図を出すかを観察する）	0 1		1点以下　不合格 2点以上　合　格
		③右左折時に合図を出しているか（合図時機の良否ではなく，合図の出し忘れはないかを観察する）	0 1		
		④進路変更時に合図を出しているか（合図時機の良否ではなく，合図の出し忘れはないかを観察する）	0 1	点	
3	安全確認・範囲	⑤発進時，目視またはミラーで安全確認をしているか（安全確認を忘れないか，発進直前に確認しているかを観察する）	0 1		1点以下　不合格 2点以上　合　格
		⑥交差点で左右の安全確認をしているか（左右の安全確認を忘れないか，右折・右カーブ時に右方を，左折・左カーブ時に左方を目視で見ているか，目線の先行はあるかを観察する）	0 1		
		⑦前方を注視の状態で左横，右横を注意することができるか（前方注視の状態で左側および右側にある標識ポール等と，運転している自動車の前端，または，運転席と合わせることができるかを観察する）	0 1	点	
4	走行位置感覚	⑧常時，左側通行ができるか（特に，右左折や狭路通過後に右側通行をしないか観察する）	0 1		3点以下　不合格 4点以上　合　格
		⑨道路左端に駐車することができるか（ミラーは使用せず前方注視の状態で，脱・接輪をしないで寄れるかを観察する）	0 1		
		⑩道路の左端を約30 km/h以上の速度で直進走行することができるか（ミラーは使用せず前方注視の状態で，車が左右へふらつかず，脱・接輪をしないで左端を直進できるかを観察する）	0 1		
		⑪左側および右側の障害物と間隔を保つことができるか（前方注視の状態で立体障害物の横を通過するときに，直近，1 m，2 mの間隔が保てるかを観察する）	0 1		
		⑫右左折，カーブの走行位置は安定しているか（大回り・小回りをしないか，同じ場所の曲進路で走行位置が大きく乱れないかを観察する）	0 1		
		⑬右左折時に進路変更をしているか（進路変更することを忘れていないか，合図をする前に進路を変えていないか，合図→確認→進路変更の一連の流れができるかを観察する）	0 1		
		⑭進路変更後に安定した進路を保つことができるか（寄り幅は安定しているか，走行位置を保てるか，ふらつかないかを観察する）	0 1	点	
5	走行速度	⑮走行場所に応じてメリハリのある速度で走行することができるか（低速走行をしてないか，直線路で加速するか，右左折・カーブ・狭路へ進入するときに減速の遅れはないか，速度を保てるかを観察する）	0 1	点	0点　不合格 1点　合　格

総合判定
各評価項目について，「はい」は1点，「いいえ」は0点として加算する．
合格した評価項目の合計個数によって5段階に判定する．
1項目以下：最重度　　2項目：重　度　　3項目：中等度　　4項目：軽　度　　5項目：問題なし

運転基礎感覚評価を行うにあたっての注意事項

1. 評価の対象者
   (1) 著しい高次脳機能障害がない者
   (2) 日常生活動作がおおむね自立している者
   (3) 評価課題の説明が理解できる者
2. 得点について
   (1) 評価項目に問題があって，指導や助言を行ったが1時限以内に改善されなかった場合は0点とする．
   (2) 評価項目に問題がない場合，または，評価項目に問題があっても指導や助言により1時限以内に改善された場合は1点とする．
3. 注意事項
   評価は所内コースで行い，運転のうまさ，または技能試験の採点基準に基づいて観察するのではなく，その行為ができるか，できないかを客観的に評価する．
4. 脳卒中・脳外傷が原因で失敗しやすい運転内容について
   注意障害，半側空間無視，遂行機能障害が原因で次の問題点がみられる．
   (1) 駐車ブレーキやチェンジレバーを操作せずに発進しようとすること，左側の縁石に接触すること，直進路や曲進路で走行位置が安定しないこと，特に左曲進路でハンドルをきる時機が遅れること，障害物との側方間隔を保てない等がみられる．
   (2) 標識，標示，矢印信号を見落としやすいこと，走行場所が変わったときに速度変化が遅れること，安全確認を忘れること，段取りよく発進ができないこと，右左折や進路変更時に合図を出さないこと，減速時機が遅れること，速度にメリハリがない等がみられる．

ペダルを踏んだりせずにチェンジレバーを操作する，駐車ブレーキを解除せずに発進しようとする場合等がある．同様に「駐車してください」とだけ指示をしたときに，チェンジレバー，駐車ブレーキを操作してエンジンを停止し，キーをOFFの位置まで戻すかを確認する．障害によっては，エンジンを先に止める，駐車ブレーキの操作をしない，キーをOFFの位置まで戻さない場合等がある．

2）合図

　発進や駐車時，また，右左折や進路変更時に必要な合図について，正しい方向へ方向指示器を操作し合図を出しているかを評価する．留意点としては，免許取得者の多くは道交法に定められた合図の時機よりも遅く出す傾向があるため，合図時機の評価は行わず各行為を行う前に合図を出しているかを確認する．

　障害によっては，発進や駐車時，右左折時，進路変更時に合図を出さない，右左折時に指示した方向と反対方向へ合図を出して，そのまま反対方向へ曲がったり，反対方向へ合図を出して指示した方向へ曲がったりする場合等がある．右手に障害がある者の合図を評価するときは，左手操作用の方向指示器を使用して行うが，操作方法は既存の方向指示器と同様に，これからハンドルを回す方向へレバーを操作する簡単な構造であり，すぐに習熟することが可能なため，仮に合図を出さずに右左折した場合は，操作上の問題ではなく，障害によって起こる問題と判断すべきである．

3）安全確認・範囲

　発進時，交差点の通過時，曲り角やカーブを走行時，前方を注視した状態で左右の障害物を認知する課題を通して，安全確認と範囲を評価する．具体的には発進する直前に目視またはドアミラーで後方を確認する，交差点で適切な時機に左右を確認する，曲り角やカーブの手前で進行する方向を確認する，正面の目標物を注視した状態で道路の左側および右側に設置された標識ポールと自動車の前端，または運転席の位置を誤差なくそろえることができるかで注意の範囲を確認する．

　障害によっては，後方確認をせずに発進する，発進してから後方確認をする，交差点で特定の方向を確認しない，曲り角やカーブで進行方向をまったく見ない，見通しの悪い交差点に気づかず左右を確認しない，一度に2つ先のコースを指示した場合に，その途中にある見通しの悪い交差点に気づかず左右を確認しない，道路脇に設置された標識ポールと運転席をそろえる課題で，同名半盲がないのに大きく通り過ぎる場合等がある．

4）走行位置感覚

　直進路や曲進路の走行位置，駐車時の停止位置，センターラインまたは道路の左端に寄せたときの走行位置，自転車に見立てた立体障害物との側方距離，進路変更の課題等を通して走行位置感覚を評価する．具体的には，あらかじめ左車線の中央を走行するように指示しておき，直進路や曲進路で中央を走行する，常に道路の左側を走行する，センターラインや左端に接触することなく位置を保って走行する，右左折時に必要な進路変更ができるかを確認する．

　障害によっては，右左折後の右側通行に気づかない，直進路や曲進路で著しい右寄りを走行する，曲進路で左車線から左右へはみ出す，駐車時に脱輪する，駐車時に自動車が右向きになる，立体障害物との側方距離が指示した距離よりも狭くなる，走行位置に一貫性がない，進路変更後に走行位置を保てなくなる場合等がある．

5）走行速度

コース内で走行場所に応じた速度の選択を自主的に行えるかを評価する．具体的には，直進路と曲進路での速度のメリハリ，速度の安定性，狭路通過や後退誘導時の速度選択，曲り角やカーブの手前で曲進路に応じた減速ができるかを確認する．

障害によっては，常に低速で走行する，直線路で速度を保てない，速度に一貫性がない，狭路や後退の速度に速過ぎや遅過ぎがある，カーブへの進入速度が速くカーブの途中で制動する場合等がある．

なお，運転基礎感覚の評価は，障害によって運転の基礎となる行動と感覚に問題点が生じていないかを重点としている．しかし，運転訓練の最終的な目的は，道路で運転する際に交通事故や違反がなく，安全に運転する習慣を体得することにあるため，基礎感覚と併せて運転内容の評価も行っている．評価は，道交法に従った運転方法ができているかで判断し，止まれの標識がある場所の停止と確認の仕方，右左折や進路変更の合図時機と確認の仕方，見通しの悪い場所の確認の仕方，狭路と後退誘導の円滑さをみる．また，障害によって，運転方法が変わった場合や運動失調がある場合には操作の円滑さも評価して訓練時限数の見通しを立てる．

運転訓練

訓練に使用する自動車は，障害に応じた運転補助装置の取り付けられた訓練車を使用し，安全確保のための補助ブレーキ，補助ミラーと，訓練後に運転内容を映像で確認できるようにドライブレコーダが装備されている．

はじめに閉鎖された所内コースの模擬道路を使い，カリキュラムに従って直線路，曲線路，交差点，狭路，障害物通過，後退の課題を繰り返し行う．障害特有の脱輪・接輪・接触，安全確認をしない等の失敗が減少し，かつ，自己流の運転ではなく，道交法に従った安全な運転行動を体得できたら一般道路で訓練を行う．所内コースの訓練時限数は5時限（1時限50分単位）を目安に行い，10時限を超過する場合は，一般道路での運転訓練に移行できず，単独での安全運転は困難な場合がある．次に一般道路で市街地，住宅地，郊外，山坂道，高速道路を使い，所内コースと同様にカリキュラムに従って，障害特有の信号や標識の見落とし，交差点での速度の不適切等の失敗が減少し，安全な運転行動が体得できたら訓練を終了する．一般道路での訓練時限数は10時限を目安に行い，15時限を超過する場合は，単独運転時に運転内容が安定しない場合がある．

高次脳機能障害が原因で起こる訓練中の問題点の例は[2]**表3**に示すとおりであるが，訓練の成否は本人が自分の障害の状態を正しく自覚し，失敗を次回に生かせるかがポイントとなる．訓練の特徴として，自省を促すために走行位置が不適切なときは車を止めてドアミラーを使ったり下車したりして自動車の位置を確認させる．失敗した場面をドライブレコーダで記録し確認させる．ロビーに設置した模型コースを使って運転行動を再現し確認させることに重点を置いて支援している．ただし，訓練を行っても効果が得られない障害としては，視野障害のある者，病識欠落のある者，言葉の理解が困難な者，高次脳機能障害の程度が重度な者が挙げられる．

身体の半身に障害がある者に運転訓練を行うときに注意すべき事項としては，乗降時にバランスを崩して転倒しやすいため，運転席側に立って，いつでも転倒防止ができる態勢で見守り

表 3 自動車運転訓練中の特徴的な問題点

所内コース	記憶障害	課題の場所が覚えられない．通ってきた道順を覚えていない．連続で切り返しをすると次の操作がわからない．脱輪・接触を覚えていない．助言を覚えていない．
	注意障害	脱輪・接触が多い．突然，進路が保てなくなる．発進時や交差点で安全確認をしない．先急ぎの運転になる．著しい右寄り走行．左側の障害物と接触する．
	遂行機能障害	場所に応じた速度選択をしない．同じミスを繰り返す．右左折の合図を出さない．右左折，進路変更の合図時機の早遅がある．後退の課題で切り返しが多い．
一般道路	記憶障害	どこへ行ったのか覚えていない．助言を覚えていないため同じミスを繰り返す．新しい道を覚えられない．事故に遭いそうになったことを覚えていない．
	注意障害	前車の発進，減速，青信号に変わったことに気づかない．信号，標識，標示を見落としやすい．直進路，曲進路で走行位置が安定しない．車間距離が保てない．
	遂行機能障害	走行場面が変わったときに速度対応が遅れる．駐車車両を避けるときに他車に迷惑をかける．信号機のない交差点を直進するときに状況に関係なくすべて徐行する．

をする必要がある．乗車時は座席に腰かけた後に両足を乗せる．降車時は両足（特に麻痺側）をしっかりと地面に接地させてから立ち上がるように助言する．また，半身に障害があると，麻痺側の手に触覚，痛覚等がないことが原因で，麻痺した手の上からシートベルトを装着した状態のままで気づかない場合がある．事故時には手を巻き込むおそれがあるため，装着後はベルトの上に手が位置するように助言する．

1．注意障害

注意障害があると運転中にぼんやりとした状態になりやすく，1時限の中で課題の良否の差が著しい，突然進路を保てなくなる，反応が緩慢になる等のミスがみられる．また，1時限目は問題なくても2時限目には走行位置が保てなくなる，赤信号から青信号の変化に気づかない，止まれの標識を見落とす等注意の持続力が低下する場合があるので，2時限の連続訓練を行い，注意の持続力を確認する．問題があるときは運転時間の制限が必要である．

また，主に左半身に障害がある者の中には，体の左側にある空間の認識が不十分で，著しい右寄り走行，駐車時の脱輪（実際は歩道と左タイヤの空間に隙間がない状態で，本人は1mくらい空いていると認識したための失敗），車庫入れや道路上で左端に寄って駐車時に右向きに駐車していることに気づかない，左側の駐車車両や自転車との間隔を適切に保てない，後退時に誘導する方向と反対方向へハンドルを回す等のミスがみられる．このような現象がある場合は，縁石や立体障害物を使い，具体的にどの程度の間隔が空いているか，真っすぐに駐車しているかを確認して，間違っているときは下車して実際の位置を確認させる．いずれの注意障害も訓練によって改善される場合もあるが，頻繁に問題がみられるときは，現時点では運転は控えて機能回復を優先させる．

2．遂行機能障害

遂行機能障害があると右左折や進路変更の合図時機に一貫性がない，カーブの走行位置に一貫性がない，カーブの直前になってあわてて急制動気味のブレーキ操作をする，発進や駐車の操作に手間どる，信号機のない交差点で優先の判断ができない，狭路や後退の課題で脱輪や接触が多い，脱輪や接輪した原因について即答できないこと等がある．訓練は，道路環境の変化

が少ない所内コースの課題を繰り返して行う．失敗したときには，そのつど自動車を停止させて原因を確認し，どのように行動すればよかったかを考えさせ，結果として運転内容に良否の差が少なくなることを目標に行う．繰り返し訓練を行っても差が大きいときは，現時点では運転は控えて機能回復を優先させる．

3．記憶障害

　記憶障害があると，新しいこと，少し前に行ったことを覚えていることが困難なため，学科教習では標識や約束事が覚えられない．技能教習では脱輪や接触，助言を覚えられない等の問題があり，何度も同じ失敗を繰り返し訓練効果があらわれない場合がある．運転で特に問題となるのは，少し前に行った行為を覚えていられない点である．過去に臨時適性検査は受検済みで，記憶障害だけがある者が運転した場合，どのような影響があるかを確認する目的で一般道路での運転訓練を行った．運転内容に危険性はないものの，自転車が飛び出してあわてて急ブレーキをかけた状況をまったく覚えていなかったため，交通事故時の対応力に疑問を感じ，記憶障害が改善するまでは単独運転を控えるように助言した．

4．失語症

　失語症の程度によって学科教習に困難が伴う場合があるので，教程ごとに効果測定を行い，理解が不十分な場合は個別に対応する必要がある．技能教習では，右左折の指示に対して左右を間違えて逆の方向へ曲がろうとする場合があるので，頻繁に間違える者には指差しで指示をする．失語症が重度な者に対しては，説明を正しく理解できるように図，単語，模範走行等さまざまな手法で訓練を行うが，最終的には交通事故が起きたときに本人の不利益にならないように，その状況についてどのような方法でもよいので，説明できる能力があるかを見極める必要があると思われる．

5．運動障害（右半身）

　右半身に障害があって左アクセルペダル装置を使う者の多くは，初めての左足操作となるため必要以上に座席を前方に調整し，踏み替え操作が不円滑になる場合があるので，前過ぎないように助言する．また，自動車を停止させようとしたときに間違えてアクセルペダルを踏み込む場合が多いので，停止する時点でブレーキを踏むのではなく，事前にブレーキペダルを構えた状態からブレーキを踏む動きを重点に訓練する．教習に使用する自動車には，メンテナンスフリーで操作性の良い吊り下げタイプの左足操作用アクセルペダル（第10章図7-b参照）を使用するとよい．

● 教習所に運転評価や教習を依頼する前の確認事項

　現在，医療機関では運転再開へ向けた身体評価，高次脳機能評価等が実施され，必要に応じて教習所等を利用し，実車による評価で運転能力を確認しているところがあると思われる．教習所では一般の運転者に対するカリキュラムを基本に教習を進めてしまう．また，障害について専門的に学ぶ機会が少なく，障害に起因する問題点を見落とすおそれがあるため，可能であれば，教習中に注意してほしい点を職員に伝えると同時に，教習車へ同乗し医療職の目を通し

て運転内容を確認されたほうがよい(詳細は第4章〜第6章参照).また障害の有無に関係なく,運転免許取得者であれば誰でも交通事故を起こす可能性は否定できない.事故が起きてしまったときには被害者だけでなく,家族にも迷惑をかける場合があるため,運転の再開の可否について,本人を身近で一番よくみて障害の状態を理解している家族の意向を確認する必要がある.

まとめ

脳卒中・脳外傷者の運転能力を病院で行う神経心理学的検査や運転シミュレーターを使って評価することは有効だと考える.しかし,この評価だけでは運転能力を判断することが不十分な者もいるため,実際の運転場面を通して評価することも必要である.また,実車評価は,「円滑にハンドル操作ができるか」「円滑にアクセルペダルとブレーキペダルの操作ができるか」等の操作が中心になりやすく,実車評価だけでも視野障害や高次脳機能障害等の後遺症を見逃してしまうことがある.したがって,現時点では評価に使用する指標が増えてしまうが,神経心理学的検査,運転シミュレーター,実車等の結果に基づき,総合的に判断しなければ真の運転能力を評価することは難しいと考える.

●文献
1) 熊倉良雄,他:脳疾患を有する者の自動車運転状況と交通事故状況—国立身体障害者リハビリテーションセンター自動車訓練終了者について.国際交通安全学会誌 **29**:60-68,2004
2) 熊倉良雄:脳損傷者に対する自動車運転再開に向けた支援の試み.MB Med Reha **153**:65-72,2013

第13章-① 運転再開に向けた地域での取り組み —東京都リハビリテーション病院における取り組み

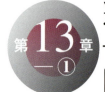

大場秀樹　東京都リハビリテーション病院 作業療法士
山嵜未音　東京都リハビリテーション病院 作業療法士
福田祐子　東京都リハビリテーション病院 作業療法士
高井真希子　東京都リハビリテーション病院 作業療法士
藤田庸子　東京都リハビリテーション病院 作業療法士
武原　格　東京都リハビリテーション病院リハビリテーション部長

Key Questions

① 当院における脳損傷者への自動車運転再開の流れは？
② 具体的な取り組み内容は？
③ 症例に対する実践例は？

はじめに

　脳損傷者にとって自動車運転は，社会復帰をするうえで重要な手段の1つであり[1]，実際，運転再開を希望する患者は少なくない．脳損傷者の運転可否は公安委員会が判定を行っているが，医療者側の介入を必要とする報告も多数ある[2,3]．

　東京都リハビリテーション病院（以下，当院）にて2006〜2008（平成18〜20）年の過去2年間の回復期リハビリテーション病棟全入院患者525名に対して実施したアンケート調査[4]によると，有効回答を得た患者216名のうち発症前より運転をしていた人は118名であった．そのうちの82名（70％）が運転再開を希望しており，発症前に運転していた人のうち42名（36％）が実際に運転を再開していた．退院時に医療者より自動車運転について十分な説明を受けたとの回答はわずか15名（13％）であり，96名（81％）が十分な説明を受けていないと回答した．その多くが相談窓口の設置，ドライビングシミュレーター（以下，DS）および教習所での練習等の支援を求めていた[4,5]．これらのことから，医療者も脳損傷後の運転再開に関する制度や運転適性基準等の知識を得て，積極的に支援をしていくことが期待されていると考える．これらを受けて，2008（平成20）年に「障害者自動車運転研究会」が発足した．入院中に運転再開を希望する脳損傷者に対して各種検査を行い[5]，検査結果や日ごろの様子，本人の自己認識等を総合的に判断し，医師・担当療法士より運転再開に関するアドバイスを本人や家族に実施している．また，作業療法室に設置してある簡易型DS（図1）を使用した走行練習や，必要に応じて教習所での実車練習も実施している．運転再開への支援を通し，家族の意向の重要性や協力の必要性を感じており，Colemanら[6]も「キーパソンによる支援が運転に関与する」と報告して

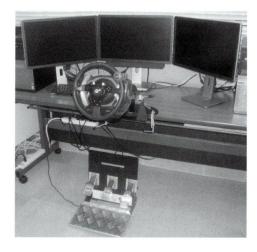

図 1　Honda セーフティーナビ
ハンドル，アクセル，ブレーキは Thrustmaster T500RS GT RACING WHEEL を使用．

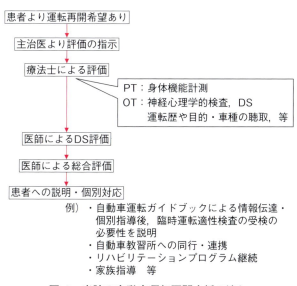

図 2　当院の自動車運転再開支援の流れ

いる．そこで，新たな取り組みとして，本人・家族の双方の理解を深めるために現状の情報提供をすることや，家族の意向を知ることを目的として家族教室を開催している．

本章では，当院における自動車運転再開に向けた支援の流れ，情報提供や評価・介入に関して紹介し，症例を通して感じた自己認識や家族指導の重要性を中心に解説する．

当院の取り組み

1．当院の自動車運転再開支援の流れ

入院中に運転再開の希望がある脳損傷者に，当院では**図2**のような支援を実施している．主治医からの評価開始の指示を受けて，運転再開に関する評価を開始する．評価は，OT・PT・医

表 1 リハビリテーション向け運転能力評価サポートソフトと特徴

- 操作に慣れるための練習コースや難易度に応じた豊富なバリエーションを搭載.
- アクセル, ブレーキ操作に必要な下肢の深部感覚の評価, 運転中の視覚情報の範囲や認知・判断に対する適応性およびアクセルやブレーキ操作時の反応速度等を測定し, 数値データを健常者の運転データと比較することで評価が可能.
- 運転を行う際の注意点について具体的な助言が可能.
- 自己の運転能力の現状を客観的に認識する機会が持てる.
- 認知・判断・運転操作の複合動作を楽しみながら行うことができ, リハビリテーションに対する意欲の向上が図られる.
- 簡単操作・省スペースで, DSと比較すると低価格である.
- 3面の画面（オプション）を使用すると, 視野角が広がりより現実に近くなる. またサイドミラーが離れたところになるため, 意識して視線を動かす必要があり, リアルな運転環境が体験できる.

師が共同して行う. DS（詳細は第11章参照）を含めた医師による総合評価後は, 患者の運転能力や生活背景に合わせて, 後述のガイドブックを用いた説明や自動車教習所への同行を含めた個人対応を行っている.

当院では, 以前行った脳損傷者への運転状況のアンケート結果[4,5]をもとに, その後の運転状況に関して追跡調査を現在実施中である.

2．当院で使用しているシミュレーター

セーフティーナビを使用した簡易型 DS（図1）

作業療法室に, 本田技研工業(株)のセーフティーナビを使用した簡易型DSを設置している. このセーフティーナビは, DSの技術を最大限に活用し, さまざまな運転状況が体験できる. パソコンを使用し, 市販のステアリング等と組み合わせることで, 簡易型DSとして使用でき, すでに販売されている. 方向指示器が設置されており, アクセルは左右どちらにも設定の変更が可能となっている. 大型のDSと比較して, 設置場所を取らず, 値段が安い, 操作が簡単である等の特徴がある.

リハビリテーション向け「運転能力評価サポートソフト」（表1）は, 検査課題である運転反応検査（表2）と運転コース課題が用意されている. 運転反応検査は, 画面上に表示されるランプの点滅を確認し, ランプの色別に定められた操作に対する反応の速さや正確さを検査することにより, 集中力や判断力の評価ができる. この検査は, ①単純反応検査, ②選択反応検査, ③ハンドル操作検査, ④注意配分・複数作業検査の4つから構成されている. また市街地走行における運転コース課題は, 周囲の安全確認, 音声による誘導指示, 指示標識に従っての運転状況が評価できる. 運転コースは, 自動車教習所等を中心に販売している「四輪ドライビングシミュレーター」での危険予測体験ソフトをもとに難易度を設定したものや, さまざまな運転環境を再現した約20分弱の長時間運転コース等を用意し, 認知・判断・運転操作の複合的動作を実施できる. このためさまざまな条件設定が可能であり, 患者が評価や練習に意欲が保てるように配慮されている.

運転結果は年代別の5段階評価を行い, その数値で運転レベルを知ることができるとともに, 運転内容をリプレイすることで客観的に自分の運転の苦手な箇所を再確認でき, 評価結果が出力できる.

表 2　運転反応検査

①単純反応検査
　単色ランプの点滅により，アクセルペダルの操作で反応時間の速さ，正確さを測定する．
　検査内容は，時速40 kmで走行し前方を走る車の単色ランプが付いたら，できるだけ早くアクセルを離して再び踏む．
②選択反応検査
　複数ランプの点滅から，決められた操作までの反応時間の速さ，正確さを測定する．
　検査内容は，時速40 kmで走行し前方を走る車のランプがランダムに点滅する．ランプが青色を点灯したらアクセルは踏んだまま走行し，ランプが赤色であればすばやくブレーキを踏んで再びアクセルを踏む．黄色であれば一度アクセルを離して再びアクセルを踏む．
③ハンドル操作検査
　ハンドル操作に要する反応時間の速さを測定する．
　検査内容は，時速40 kmで走行し複数並んだ車線に赤いパイロンが2本出現する．そのパイロンが並んだ車線にすばやく車線変更をして，パイロンの間を通過する．
④注意配分・複数作業検査
　手足を使い，異なる複数反応操作に対する反応時間の速さ，正確さを測定する．
　検査内容は，時速40 kmで走行しながら，画面のどこかに青・赤・黄色のどれか1つのランプがランダムに点滅する．青色を点灯したらアクセルは踏んだまま走行し，ランプが赤色であればすばやくブレーキを踏んで再びアクセルを踏む，黄色であれば一度アクセルを離して再びアクセルを踏む．それと同時に，前方を走る車のランプがランダムに矢印の右か左，または横棒を示す．ランプが左右のどちらかを示した場合は，ハンドルに付いた左右ボタンを方向に合わせて押し，ランプが横棒を示した場合は何も押さない．

　この「運転能力評価サポートソフト」は，現在当院を含めいくつかの施設と共同で客観的な判断をする評価機器として，また安全運転教育をするためのツールとしての効果を検証している．

3．情報提供

1）ガイドブック（図3）

　障害者自動車運転研究会では情報提供や自己認識の向上，家族の理解を促すために「障害を有する方の自動車運転ガイドブック」を作成した．内容は，①医学的情報と運転免許取得の流れ，②適性相談および適性検査，③自動車の運転補助装置，④税制度および助成制度，⑤医師およびスタッフからのコメント欄，⑥家族からのコメント欄にて構成されている．運転再開の希望があり，当院規定の評価を実施した方を対象に配布し，内容を説明する．評価後，運転再開に関する注意点や工夫点等を医師・担当療法士がアドバイスし，コメント欄に記入する．その後，本人や家族がアドバイスを受けてどのように認識したのかをコメント欄に記入してもらい，文章化することでお互いの認識を再確認できるように工夫した．

2）家族教室

　当院では，患者や家族から自動車運転再開に関する情報提供を求められていることを受け，2011（平成23）年8月より家族教室を実施している．対象は入院中の運転再開を希望する患者とその家族で，2カ月に1度の頻度で開催している．家族教室では，運転を再開する流れ，現状の制度，運転再開の注意点とリスクを伝えており，個人の自動車運転再開の可否を判断する場ではない．これまでに約80組の家族が参加している（図4, 5）．

　家族教室では当院から情報提供をするだけでなく，本人と家族がその場でお互いの運転再開に関する意向や不安を話し合う場となっている．

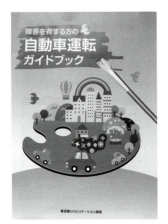

図3 障害を有する方の自動車運転ガイドブック

図4 家族教室お知らせのポスター（院内に掲示している）

　家族教室終了後にはアンケートを実施しており，多くの参加者が「運転再開に向けて情報が得られた」，「適性検査の重要性がわかった」と記入しており，情報提供の場として効果を上げている．参加者は40〜60代の男性が多く，仕事や買い物・レジャー等運転の利用目的や利用頻度等はさまざまである．運転再開に対し，本人は不安を感じていないものの家族が心配しているケース等，本人と家族の運転再開への認識が異なっている場合も多く，家族教室のみではすべてを解決することはできないが，療法士を交えて話すことや入院中から必要な情報を得ることにより，今後の運転再開への一助となればと考えている．

　前述した回復期リハビリテーション病棟入院患者を対象にしたアンケート調査では，家族教室開始後，自動車運転再開に関する説明に対し「十分な説明だった」と回答した割合が13％から75％に転じている．これは家族教室の実施に加えて，院内での取り組みにより，医師や療法士の自動車運転再開に対する意識が高まり，話題に上がる機会が増えたことが要因と感じている．

評価

　身体機能や高次脳機能障害について，運転再開のための判断基準および根拠を検討する試みは数多く報告されている[7〜10]．また佐藤[11]は，高次脳機能障害者の運転操作にみられる特徴をまとめている．多くの報告[2,12]では，自動車教習所と協力しDS評価とともに実車運転も併せて評価しており，机上評価のみで運転の可否を判断するのは困難とされている．医療機関は運転再開をあきらめさせるために評価を行うのではなく，本人や家族が病前とは身体・認知機能等が異なることを知り，運転の自己認識を高めていただくために評価を行う．さらに家族の協力を促し，運転様式や生活習慣を変化させるように促すことが重要である[13,14]．

家族教室

脳卒中後の運転再開について

I. 運転再開を検討できる目安は‥‥？

- 身の回りの事が自立。
- 屋外歩行が出来る。 等

「一人でも外出できるし、そろそろ仕事や買い物に車で行きたいな～」

II. 医学的情報

上記のような状態でも下記の病気やその症状をお持ちの方は運転を再開する前に主治医との相談が必須です。

- てんかん
- 繰り返す失神発作
- 強い眠気を呈する睡眠障害
- 視野障害や視野欠損
- 治療されていない高血圧、糖尿病、不整脈
- その他、安全な運転に必要な能力を欠くおそれのある症状や病気

たとえば‥‥左側への注意がいかない 計画をたてることができない（集中力が低下している）同時に二つのことをたてることができない 等

III. 運転再開の流れ

運転再開をする際にはこのような流れで手続きをする必要があります。

運転免許センターで適性相談 →
- 条件変更なし → 運転再開
- 条件変更 → 教習所で練習 車両改造 など → 運転再開
- 不適格 → 免許停止または取消

障害を持たれた方が運転しているというマークです！

* 当院では適性相談を受けられる前に入院期間中に運転に関わる認知機能や運動機能について検査や評価を行い、注意すべきことなどの助言を行うことが可能です。主治医や担当作業療法士にご相談ください。

IV. 適性相談・検査について

道路交通法では免許取得時と明らかに身体状況に変化が生じた際には適性検査を受診することが義務づけられています。さらに平成26年6月に改正道路交通法が施行され、一定の病気や症状に該当するかどうか判断するために検査の際には質問票に答えることを求められます。（別紙参照）その内容に虚偽の記載報告をした場合は1年以下の懲役及び

30万円以下の罰金の処罰の対象となりうることとなりました。

その他、身体障害の有無、障害内容に応じた事項（視力、聴力、色識別、運動能力）についても検査を行います。必要に応じてハンドル及びブレーキ等の操作・注意条件、免許の取消、停止、条件の有無が決定されることもあります。結果によっては**主治医の診断書**の提出を求められることもあります。

V. 相談窓口

受付日時	府中・鮫洲・江東試験場 平日のみ 8:30～17:15
受付場所	あらかじめの電話連絡をお勧めします 府中、江東運転免許試験場 運動能力判定室 鮫洲運転免許試験場 運動能力判定室
必要書類など	障害者手帳のある方‥‥障害者手帳 運転免許証 その他‥‥更新連絡書に記載の持ち物
お問い合わせ先	府中 042（365）5656（直通） 鮫洲 03（3474）1374（代表）内線 5433 江東 03（3699）1151（代表）内線 5433

VI. 一定の病気を理由に免許が取り消された場合

適性検査の結果、一定の病気に該当する事を理由に免許が取り消された場合、取消しから3年以内であれば再取得時の適性検査以外の運転免許試験は免除されます。

VII. 入院中に更新時期となった場合

入院などのやむを得ない理由で免許失効後6か月以内に手続きができなかった方で、かつての事情が止んで1カ月以内であれば運転免許試験場で失効手続きをとることができます。

* 失効手続は運転免許試験の一部免除を受けての新規受験扱いとなるため、新たに免許を取得した日が免許取得日に変更されます。

* 失効手続きでの免許取得試験は適性検査のみで学科試験と技能試験が免除されます。

* 失効手続きの際の講習は通常の更新時と同様に運転区分に応じて講習を受けることが義務付けられています。

* 本年度更新時の優良運転者講習であった方でも失効後6か月を経過し、3年未満の方は初回更新者講習（2時間）となります。

VIII. 国や自治体、その他の主な制度

税制度	消費税の非課税 自動車税の減免	（国税事務所） （都道府県税事務所）
貸付助成制度	自動車等購入資金の貸付 自動車改造費の助成 有料道路交通費の割引	（福祉事務所） （福祉事務所） （福祉事務所）

* 上記以外の制度もありますが、適用のない場合もあります。適用に関する詳しい内容及び手続きは（　）内にお問合せください。

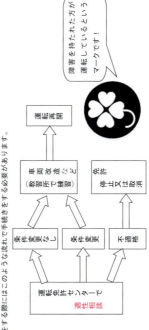

図5 家族教室で家族に配布して、OTより説明を加えている資料

この資料を患者や家族に配布して、OTより説明を加えている

表 3 当院で実施している評価項目

神経心理学的検査 (作業療法士が実施)	MMSE（Mini-mental State Examination） TMT（Trail Making Test）—Part A・B PASAT（Paced Auditory Serial Addition Task） コース立方体組み合わせテスト（Kohs-IQ） BIT（Behavioural Inattention Test）通常検査 WAIS（Wechsler Adult Intelligence Scale)-Ⅲ 符号 WMS（Wechsler Memory Scale)-R 図形の記憶・視覚性対連合・視覚性再生・視覚性記憶範囲
身体機能評価 (理学療法士が実施)	Functional Reach Test（健側上肢） Timed up & go Test 片脚立位時間 Functional Balance Scale 10 m 歩行時間
DS 評価 (医師が実施)	2 つのブレーキ操作課題と市街地走行課題 ・直線道路運転中に指定場所でブレーキをかける． ・同じ直線道路を走行中に突然トラックが出現し，急ブレーキで衝突を回避する課題を各 3 回行い，回避できたか否かを確認し，ブレーキ操作に伴う空走時間と制動時間を計測する． ・市街地走行課題は，数カ所の作為的な危険場面（自転車の飛び出し等）を設定し，その反応を評価する．

　当院では，運転再開を望む脳損傷者に神経心理学的検査，身体機能評価，DS 評価を実施している（**表 3**）．作業療法で実施している評価は，神経心理学的検査を中心に，病前の自動車運転状況や患者の行動特性等を評価している．神経心理学的検査は，適否判断には表（第 5 章表 1 参照）を参考にしているが，絶対的な判断としては用いていない．身体機能評価では，後述する症例 2 のように，下肢の深部感覚障害が運転に大きく影響したことがあり，**表 3** 以外の評価においても精査する必要がある．医師は DS 評価と合わせて，運転基礎感覚の評価項目[15]（第 12 章表 2 参照）を用いて評価を実施している．

個別介入

　対象となる脳損傷者によって介入方法は多岐にわたる．医師による総合評価後，運転再開のアドバイスが得られた場合は，前述したガイドブックを用いて運転再開に関する注意点や適性検査の手続きについて説明を実施する．評価でなんらかの問題がみられた場合は，主としてその箇所への直接的な個別アプローチを実施する．身体機能や高次脳機能障害等への通常訓練と合わせて，作業療法室に設置してあるセーフティーナビを用いた簡易型 DS にて運転操作練習を実施する．訓練時は，ハンドル操作やブレーキ・アクセルの踏み替えの反応速度，同時注意能力，注意持続時間，音声案内の情報入力の確実さ，繰り返し実施した際の学習能力等を確認している．特に導入し始めは，道具や操作に慣れるため一度の走行で判断するのではなく，数度実施したほうがよい印象を持つ．繰り返し実施する中で，問題点が明らかになる場合がある．また走行後にリプレイができるため，客観的に自分の運転を見て，自己認識を高めることができる．DS や簡易型 DS は，実車の運転とは異なることを指摘する患者に対しては，実車との違いやゲームであることを認めたうえで，作為的に設定された危険場面への対応等具体的に評価を行いたいポイントを伝えると比較的導入しやすい．

また，運転についての自己認識を深めてもらうようにアドバイスをしている．同時に，運転再開についての家族の意向や認識を確認し，家族に対しての支援も行っている．自動車運転再開の可能性がある場合は，自動車改造手段の紹介や自動車教習所につなげている．

自動車教習所との連携

　運転再開の支援に近隣の自動車教習所の協力を得ている．また患者自身が見つけてくる場合もある．事前に病院から教習所に対して運転時に着目してほしい点を情報提供したうえで，実車教習を実施している．結果は教習所または本人を通して報告を得ている．

　協力を得ている教習所の教習にはペーパードライバー講習と認定教育の2種類がある．ペーパードライバー講習は，所内や路上にて，受講者の運転上の不安や困難な点を集中的に講習できる．1回50分で料金はそのつどかかるが，何度でも受講できる．協力を得ている教習所の規則により，自動車の持ち込みができないため，一般車で運転可能な場合が対象となる．認定教育は，1回2時間で所内と路上のどちらも必ず行う必要がある．自家用車の持ち込みが可能なため，改造の必要がある場合については後者が適応となる．これらは各教習所によって対応が異なるため個別に確認が必要である．

症例提示

> 症例1：神経心理学的検査では低下がみられたが，自己認識が良好で運転様式の変化に対応できた症例

【基本情報】40歳，男性，右利き
【診断名】脳出血
【障害名】右片麻痺，失語症，注意障害，視野欠損なし
【当院の頭部CT所見】（図6）
入院時：左被殻に出血による高吸収域を認める．
退院時：上記部位は小さな低吸収域となっている．
【支援と経過】
　当院にて，発症約3週〜約5カ月半まで入院リハビリテーション，約12カ月後まで外来リハビリテーションを行った．発症前より自動車運転が趣味であった．

　本人の強い希望にて，運転再開への評価を発症約5カ月で開始した．評価開始時はT字杖と右短下肢装具にて屋外歩行自立，ADL・家事自立，軽度運動性失語が残存していたが，日常のコミュニケーションに大きな支障はみられなかった．Brunnstrom stageは右上肢Ⅲ，右手指Ⅱ，右下肢Ⅲであった．

　神経心理学的検査の結果（表4）では，TMT-A・B，WMS-R視覚性対連合Ⅰ，PASATで年齢平均値と比較して低下がみられた．DS評価での運転基礎感覚の評価項目は「問題なし（評価値5）」であった．運転様式は，右上下肢での運転が困難なため左上下肢での操作となったが，ブレーキ操作課題や市街地走行場面で問題はみられなかった．評価結果を総合し，東京都公安委員会による運転適性検査を受ける方針とした．

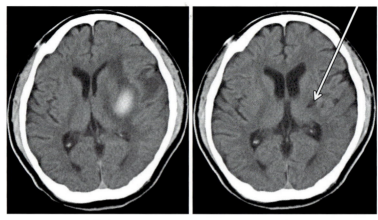

　　　入院時　　　　　　　　退院時
図 6　症例 1 の頭部 CT 所見
入院時は，左被殻に出血による高吸収域を認める．
退院時は，同部位は小さな低吸収域となっている（矢印）．

表 4　症例 1 の神経心理学的検査結果

検査名	結　果
MMSE	24/30
TMT-A・B	A：92 秒　B：120 秒
PASAT	2 秒用：45%　1 秒用 27%
コース立方体組み合わせテスト	IQ：124
BIT 通常検査	146/146
WAIS-Ⅲ符号	52/133　評価点 4 点
WMS-R	
3．図形の記憶	8/10
5．視覚性対連合	10/18
7．視覚性再生	41/41
9．視覚性記憶範囲	同順序：10/14
	逆順序：8/12
	合　計：18/26

　適性検査を発症後約 10 カ月で受け，条件変更にて免許更新を行うことができた．その後，自治体による改造費の助成を利用して，ウインカーレバーを右から左へ，ハンドル旋回装置を設置，アクセルペダルを右から左へ，サイドブレーキを足から手操作へ自家用車の改造を行った．また，本人の希望により自動車教習所で教習所所有の改造車によるペーパードライバー講習を受講してから，発症後約 11 カ月で公道での運転を再開した．練習後本人より，「足の感覚がシミュレーターと違い，練習してよかった」とのことであった．通院時に実際の運転場面を評価したが，駐車を含めて非常にスムーズに行えていた．運転再開後，無違反で運転を継続されていたが，一度コンビニエンスストアの駐車場で他の自動車とすれ違う際に軽度の接触をしたことがあった．幸い双方の乗車者にケガ等なく，事故時のコミュニケーションも問題なく行えたとのことであった．
　先行研究では，運転再開にかかわる要因として，年齢が若い[7]，運転に関する動機が強くあ

り[9]，自己意識が高い[9]ことが影響しているとされている．Lundqvist ら[13]も，自己の運転能力に対する認識が運転再開に関与していると述べている．本症例は40歳と若年で，運転再開への希望が非常に強く，左上下肢への運転様式変更に伴い左足アクセル・ブレーキで運転できる車がある教習所を探し，教習所で練習を行ってから公道での運転を再開する等，自己認識と対応が良好であり，先行研究に当てはまる．神経心理学的検査やDS評価等の客観的な評価に加えて，本人の主観的な運転能力に対する認識とその対応行動に着目して，評価や介入を行うことは重要と考える．また，失語症については交通事故等のアクシデントが生じたときに，状況説明ができる程度の能力は必要であると考える．

症例2：下肢の深部感覚障害に対して，安全のために自費で自家用車を改造した症例

【基本情報】61歳，男性，右利き
【診断名】脳梗塞
【障害名】右片麻痺，右上下肢失調症，右上下肢深部感覚障害，視野欠損なし
【当院での頭部CT所見】（図7）
入院時；左視床に脳梗塞による低吸収域を認める．
【支援と経過】
当院にて，発症約4週～約2カ月半まで入院リハビリテーションを行った．発症前に普通自動車第二種免許を取得していた．

本人の希望にて，運転再開への評価を発症約2カ月で開始した．評価開始時は屋内外は独歩自立，ADL自立であった．右下肢の深部感覚が重度鈍麻で，訓練にて自転車運転を練習中に頻回にペダルから足部が外れる場面があった．Brunnstrom stageは右上肢Ⅵ，右手指Ⅵ，右下肢Ⅵであった．

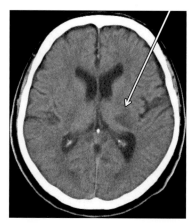

図7 症例2の頭部CT所見
左視床に脳梗塞による低吸収域を認める（矢印）．

表 5 症例 2 の神経心理学的検査結果

検査名	結　果
MMSE	27/30
TMT-A・B	A：179 秒　B：225 秒
PASAT	2 秒用：52%　1 秒用：37%
コース立方体組み合わせテスト	IQ：83
BIT 通常検査	143/146
WAIS-Ⅲ符号	38/133　評価点 4 点
WMS-R　　3．図形の記憶	8/10
5．視覚性対連合	10/18
7．視覚性再生	30/41
9．視覚性記憶範囲	同順序：11/14
	逆順序：11/12
	合　計：22/26

　神経心理学的検査の結果（表 5）では，TMT-A・B，PASAT，WMS-R の視覚性対連合と視覚性再生で年齢平均値と比較して低下がみられた．DS 評価では，運転基礎感覚の評価項目は「問題なし（評価値 5）」であった．簡易型 DS にて，麻痺側である右下肢でアクセルを操作すると踏み込みの程度にムラが生じやすかったが，「実際の自動車とは違うからできない」との自己認識であった．しかしその後の DS 評価では，右下肢でのアクセル操作は「怖い」と認識され，注意深く行うようになった．その他のブレーキ操作課題や市街地走行場面で問題はみられなかった．評価結果を総合し，東京都公安委員会による運転適性検査を受ける方針とした．
　東京都公安委員会による運転適性検査を発症約 4 カ月半で受け，無条件で合格となったが，本人と相談のうえ，より安全な運転再開に向けて左下肢でのアクセル・ブレーキ操作へ運転様式を変更する方針とした．
　機能低下が軽度であり身体障害者手帳の対象に該当せず，自費にて自家用車の改造を行った．改造はウインカーレバーを左へ，ハンドル旋回装置を設置，アクセルペダルを左へ変更した．
　改造終了後，発症 9 カ月で公道での運転を再開した．晴れた日の昼間に限って，妻同乗のもと，無事故無違反で運転を継続されている．後続車から見えるように身体障害者標識 2 枚と自作した「障害者運転中」という張り紙を自主的に掲示している．旅行を兼ねて遠出をすることが目標とのことであった．

症例 3：実用的な運転能力の再獲得に至らず，本人の納得までに難渋した症例

【基本情報】64 歳，男性，右利き
【診断名】脳梗塞（3 回目の再発）
【障害名】両片麻痺，高次脳機能障害，視野欠損あり
【当院での頭部 CT 所見】（図 8）
入院時：右前頭葉，両側頭頂葉に多発性脳梗塞による低吸収域を認める．脳萎縮も著明．

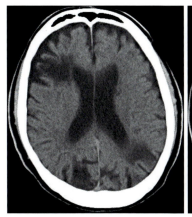
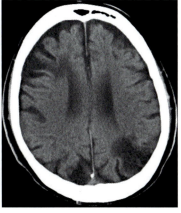

入院時　　　　　　　　　　退院時

図 8　症例 3 の頭部 CT 所見

右前頭葉，両側頭頂葉に多発性脳梗塞による低吸収域を認める．
脳萎縮も著明．

表 6　症例 3 の神経心理学的検査結果

検査名	結　果
MMSE	28/30
TMT-A・B	A：270 秒　B：409 秒
PASAT	2 秒用：0%　1 秒用：0%
コース立方体組み合わせテスト	IQ：64
BIT 通常検査	138/146
WAIS-Ⅲ符号	43/133　評価点 5 点
WMS-R	
3．図形の記憶	0/10
5．視覚性対連合	0/18
7．視覚性再生	0/41
9．視覚性記憶範囲	同順序：0/14
	逆順序：0/12
	合　計：0/26

【支援と経過】

　当院にて，発症約 4 週～2 カ月まで入院リハビリテーションを行い，独歩・ADL 自立にて自宅退院となった後，本人の希望で外来にて運転再開への評価を開始した．評価開始時の身体機能は，Brunnstrom stage 上肢左右Ⅵ，手指右Ⅴ・左Ⅵ，下肢左右Ⅵ，握力は右 17.0 kg・左 21.0 kg で，右内側下方に視野欠損がみられた．

　運転の目的は，「1 人で釣りのポイントを自分のタイミングで運転して回りたい．他の釣り仲間には任せられない」であった．

　神経心理学的検査（表6）では，全体的に低下がみられ，特に PASAT と WMS-R の成績はともに 0 点と不良であった．DS 評価では，運転基礎感覚の評価項目は「中度（評価値 3）」であった．車線に合わせた走行ができず，車線の左に寄りやすく，カーブでガードレールへ頻回にぶつかり，飛び出しに対してブレーキが間に合わないことが連続し修正できなかった．評価

に同席していた妻が目を覆う場面もあった．

　評価結果を総合し，主治医が本人へ妻同席のもと運転再開は困難であるとアドバイスしたが，「シミュレーターがゲームだからできない」との発言が聞かれる等，運転への希望は強いまま変化しなかった．本人の納得を得る目的で OT が教習所へ同行し運転してみることを提案していたが，それが実現する前に単独で教習所へ行ったとのことで「教習所の構内を走ってみてもらったけど問題ないと言われました」と報告のみがあり，本人の納得にはつながらなかった．

　自宅では 1 人で運転をして外出することがあり，心配した妻が息子に相談し，運転時に息子が同乗したところ複数の危険箇所がみられた．その後は息子が必ず同乗し，何度もその場で危険を指摘し続け，やっと本人が運転を諦めるに至った．

　本症例では運転再開が困難である現状に対して，本人の納得をいかに得るかが課題であった．主治医・療法士の説明では本人の納得には至らなかった．病院で実施した評価に妻が同席していたことで，運転による危険が生じる可能性を共有できていたことが息子の協力へとつながった．そして，実際の運転場面でのフィードバックや家族の心配を伝える機会を設けることができ，納得につながったと考える．

まとめと今後の展望

　脳損傷者の運転再開に対して，医療機関でより具体性のある支援を実施していくためには，DS の導入や自動車教習所と協力し，実車運転も併せて評価を行うことも必要で，多施設で連携を進めていくことが重要である．さらに評価は，身体機能や神経心理学的検査だけでなく，運転再開に対する本人・家族の意向や意識とその対応行動を評価していくことが重要である．そして，自己認識を高め，周囲の理解や支援を促進していく役割がわれわれには求められる．

　医療現場は，自動車運転再開の可否を判定する場ではないが，医学・生活モデルの視点から評価を求められている．脳損傷者の運転再開を支援するとともに，運転再開が困難であることをアドバイスする場合，患者や家族への説明と同意を得て，生活の再構築を図るための支援が重要となる．

　どのような障害までなら一般ドライバーと事故率において差がないのかは，わが国においては一般的な見解はない．運転再開可能と考える基準を高く設定すれば，本来運転可能な患者が運転できなくなる．一方，低く設定すると危険な運転者を生み出す．中でも問題となるのは，主治医等医療者に相談せず運転を再開する者である．患者からの運転再開の要望を受動的に対応するだけではなく，医療者側が入院中から意識をもって働きかけをすることが大切である．今後，この分野に関する研究の重要性は高まってくるだろう．

文献

1) 蜂須賀研二：高次脳機能障害と自動車運転．認知神経科学　**9**：269-273，2007
2) 加藤貴志，他：脳損傷者の高次脳機能障害に対する自動車運転評価の取り組み—自動車学校との連携による評価 CARD について．総合リハ　**36**：1003-1009，2008
3) 佐藤伸和，他：「ドライブ・オギノ ver1.1」の紹介—自動車運転の再開を援助する取り組み．OT ジャーナル　**45**：175-179，2011
4) 武原　格，他：脳卒中患者の自動車運転再開についての実態調査．日交通科会誌　**9**：51-55，2009
5) 山嵜未音，他：身体および高次脳機能評価と支援．総合リハ　**38**：755-759，2010

6) Coleman RD, et al : Predictors of driving outcome after traumatic brain injury. Arch Phys Med Rehabil **83** : 1415-1422, 2002
7) 岡本五十雄,他:脳卒中患者の車の運転について.総合リハ **15**:447-451, 1987
8) 前田 守,他:高次脳機能障害患者における自動車運転の問題点.総合リハ **22**:127-132, 1994
9) 田丸冬彦:身体障害とモーターライフ―高次脳機能障害と自動車運転.作業療法 **23**:420-424, 2004
10) 岡﨑哲也,他:半側空間無視症例に対する自動車運転適性評価.江藤文夫,他編:高次脳機能障害のリハビリテーション Ver. 2 臨床リハ別冊.医歯薬出版,pp299-301, 2004
11) 佐藤 章:脳血管障害者の自動車運転―作業療法アプローチの現状と課題.OT ジャーナル **36**:15-22, 2002
12) Schultheis MT,他著,三村 將,他訳:医療従事者のための自動車運転評価の手引き.新興医学出版,pp1-61, 2011
13) Lundqvist A, et al : Driving after brain injury : self-awareness and coping at the tactical level of control. Brain Inj **21** : 1109-1117, 2007
14) Schanke AK, et al : Driving behaviour after brain injury : a follow-up of accident rate and driving patterns 6-9 years post-injury. J Rehabil Med **40** : 733-736, 2008
15) 熊倉良雄,他:脳疾患を有する者の自動車運転状況と交通事故状況―国立身体障害者リハビリテーションセンター自動車訓練終了者について.国際交通安全学会誌 **29**:60-68, 2004

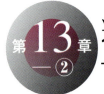

第13章 ② 運転再開に向けた地域での取り組み ―産業医科大学における取り組み

加藤徳明
産業医科大学リハビリテーション医学講座 助教

佐伯 覚
産業医科大学リハビリテーション医学講座 教授

蜂須賀研二
門司メディカルセンター 院長

Key Questions

① 簡易自動車運転シミュレーターの内容と実践例は？
② 高次脳機能障害者の自動車運転再開の指針とは？
③ 当院の現状と課題は？

はじめに

　脳卒中・脳外傷者は就労年齢にあれば，職場復帰を含む社会復帰や生活の質の向上を図るうえで自動車運転を望む者は多く，特に若年者ではその希望は強い．また，高齢化により脳卒中も脳外傷も高齢者の割合が高くなり，高齢者の運転免許保有率の増加も伴い，運転を希望する高齢脳障害者は日常診療で増加している印象がある．2014（平成24）年6月からの1年間に産業医科大学リハビリテーション科で自動車運転適性評価を実施した脳障害者42名のうち，65歳以上の高齢者は12名と少なくない．このような現状に加え，てんかん患者や認知症患者の事故の問題がたびたび生じ，脳卒中・脳外傷者の自動車運転再開も社会的に注目を集めている．

当院の自動車運転再開支援の開始

　われわれの自動車運転再開支援の始まりは，指導に反して運転を再開し1994（平成6）年に病院玄関前で事故を起こした半側空間無視患者に遡る[1]．本症例をきっかけに，本人・家族が納得できる手順，客観的根拠を示す必要があると考え，1996（平成8）年に独自の自動車運転適性と技能評価プログラムを作成した[2]．これにより，自動車運転評価がある程度統一化されたが，その数年後に脳外傷者が自損事故を起こした[1]．軽度の記憶障害・注意障害はあるものの，教習所でのシミュレーションや実車教習を経て，1年間母親が同乗する試運転まで実施した患者であったが事故は防げなかった．これらの経緯から，さらなる臨床研究が必要と考え，シミュレーターを院内で実施できないか模索していくことになる．

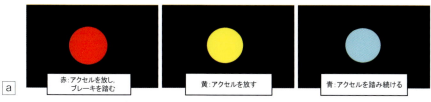

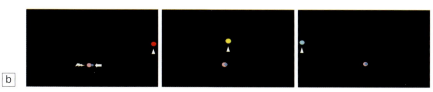

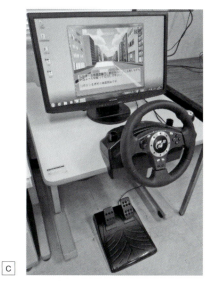

図 1　簡易自動車運転シミュレーター（SiDS）
a：認知反応検査，b：注意配分検査，c：検査装置

簡易自動車運転シミュレーターの開発

　松永[3]は，KM式安全運転助言検査を考案し，事故常習者は認知反応時間の変動が大きく，速度感覚が速く（先急ぎ），車間距離が短い傾向を示した．本検査は各要素を測定できる認知反応検査（図 1-a），タイミング検査，走行検査からなり，医療現場で簡便に安全に使用でき，運転を模した状況で基本的能力を判定できるというメリットを持っている．われわれは臨床応用が可能であると考え，2006（平成 18）年に試験的に使用を開始した．その後，脳外傷者17名に実施し，健常者と比べ認知反応時間の標準偏差が有意に大きいことを報告した[4]．その後，実際の運転は周囲の状況やミラーを見ながらハンドル・ペダルを操作する注意配分能力が重要であるため，2009（平成 21）年に注意配分検査（図 1-b）を追加した．以上の4つの検査を含むシ

ミュレーターを「簡易自動車運転シミュレーター（Simple Driving Simulator，以下 SiDS）（図1-c）と呼ぶこととして，健常者 200 名以上のデータから標準域（平均 ± 1 標準偏差内），境界域（平均 ± 1 〜 2 標準偏差内），障害域（平均 ± 2 標準偏差を超える）を設定した．SiDS は市販化に向け改良を重ねマニュアル等も整備し，2015 年夏に市販化の運びとなっている[5]．以下に，SiDS の中で特に注意配分検査が運転適性判定に有効であった症例を提示する．

● 症例提示

症例 1：運転不適性に関して神経心理学的検査では異常を検出できなかったが，簡易自動車運転シミュレーターで異常を指摘できた症例

【基本情報】52 歳，女性
【診断名】くも膜下出血
【障害名】左半側空間無視，左同名半盲
【支援と経過】X-2 年 4 月，右中大脳動脈瘤破裂によるくも膜下出血，脳内血腫を発症しクリッピング術が施行された．注意障害，左半側空間無視（Behavioural Inattention Test：BIT 通常検査 53/146 点）が残存したが，4 カ月後に自宅退院し当科初診となった．初診時，対座法で左同名半盲と左半側空間無視が疑われたが，独歩可能で ADL は自立していた．以後，自動車は運転しないよう再三伝えていたが，X 年 7 月主治医に無断で免許を更新し同年 11 月教習所の教習を受け「毎日乗って練習するように」言われ，自己判断で運転を再開した．その後，交差点右折後に本来の左側 2 車線を見落とし反対車線の 1 つを逆走，2 車線道路で左側を並走していたトラックと接触等，明らかに運転適性がないといえる運転行動を認めた．主治医がそれを把握した時点で運転中止を勧告した．この時点での神経心理学的検査は，Rey-Osterrieth の複雑図形以外はおおむね良好で，時間制約のない BIT では左側の見落としは明らかでなかっ

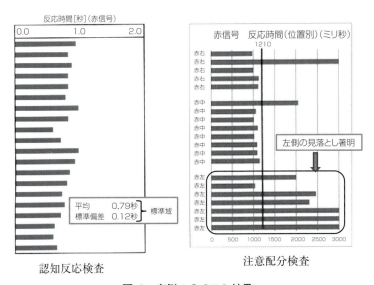

図 2　症例 1 の SiDS 結果

表 1 症例1の神経心理学的検査結果

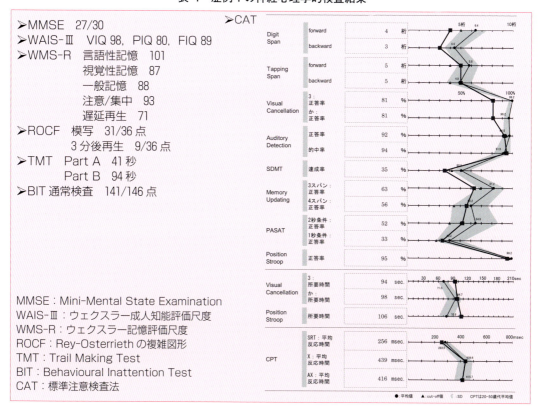

た（表1）．SiDS結果を図2に示すが，中央のみの指標に反応する認知反応検査は標準域であるが，左右にも指標が出現する注意配分検査では，左側の指標に対して見落としが多い所見を認めた．BITを含む机上課題で異常を検出できなかったが，SiDSの注意配分検査で異常を指摘し得た例であり，SiDSを含めた院内評価が有効な症例が存在することが明らかとなった．

高次脳機能障害者の自動車運転再開の指針 Ver. 2 の紹介

われわれは2013年に「自動車運転再開とリハビリテーションに関する研究会」を結成した．研究班の事業の1つである「高次脳機能障害者の自動車運転再開の指針」の作成は，検討を重ね2015年1月の時点で，SiDSの使用を含めたVer.2を作成した（表2）[6]．表2の番号に沿って解説を加える．

① 脳卒中や脳外傷により高次脳機能障害を生じた患者を対象にすることを想定し作成した．

② 適性試験合格基準（第4章表1参照）[7]を満たすことが前提であり，脳卒中・脳外傷者では麻痺や感覚障害の程度，運転補助装置の必要性，新たな視力低下の確認は重要である．また，2年以内のてんかん発作や認知症等がないことを確認する．

③ どの程度が軽度の高次脳機能障害あるいは回復したかを定めるのは容易ではないが，多くの医療機関で比較的簡単に実施でき，自動車運転と関連があるとされる神経心理学的検査[8]を中心に細目1を作成した（表3）．MMSEは若年健常者の平均-3SD[9]，他の検査は±2SD[9-11]を

表 2　高次脳機能障害者の自動車運転再開の指針　Ver. 2

① 普通免許取得者が脳外傷や疾病後に運転再開する際，患者・家族または公安委員会より医学的判断または診断書を求められたことを想定し，リハビリテーションの手順を定める．
② 必須の前提条件として，公安委員会の運転免許適性検査基準を満たしており，かつ免許取り消し又は停止となる病気，認知症，アルコール・麻薬・覚醒剤中毒ではないことを確認する．
③ 高次脳機能障害は軽度または回復し，日常生活や社会生活に明らかな支障を生じていないことを確認する（細目1）．
④ 簡易自動車運転シミュレーター検査を実施し，「適性あり」と判定されること（細目2）．
⑤ 条件②〜④のすべてを満たし，リハビリテーション医学的に自動車運転再開が可能と判断できる場合，経験豊富な指定自動車教習所に依頼し，構内および路上教習を受け，「安全運転可能」と判定されること．
⑥ 条件②〜⑤のすべてを満たす場合，公安委員会の運転適性相談および臨時適性検査を受けることを勧め，合格すれば運転を再開してもよい．

表 3　細目1（高次脳機能障害の判断と程度）

1. 病歴，画像所見，神経学的所見，神経心理学的検査所見，日常生活や社会生活の情報や観察をもとに，器質的病変があり記憶障害，注意障害，遂行機能障害，社会的行動障害等の認知障害があることを総合的に判断する．
2. 知的機能がおおむね保たれている．
   MMSE
   若年（15〜30歳）25点以上，中高年 24点以上
3. 注意機能がおおむね保たれている．
   TMT-A：若年 42秒以内，中高年 63秒以内
   TMT-B：若年 82秒以内，中高年 159秒以内
4. 視空間構成能力がおおむね保たれている．
   Rey-Osterrieth の複雑図形
   34点以上
5. 記憶がおおむね保たれている．
   三宅式記銘力検査　無関係対語 3回目施行
   若年 4点以上
6. 遂行機能がおおむね保たれている．
   Frontal Assessment Battery（FAB）
   若年 15点以上，中高年 12点以上

補足：2〜6に簡易的な神経心理学的検査法を示すが，より詳細な評価法を用いてもよい（WAIS-Ⅲ，CAT，BIT，WMS-R，BADS等）．TMTの図版は縦型を用いた．「おおむね保たれている」ことの目安を示すが，数値のみではなく総合的に判断すること．ただし，半側空間無視や同名半盲を疑う場合は特に注意すること．

「おおむね保たれている」目安とした．中高年に関してMMSEは一般的な基準値[12]を用いた．数値のみでなく総合的に判断するよう奨め，より詳細な評価法を用いてもよいことにしており，当院ではCAT（clinical assessment for attention）も追加して実施している．

④ 高次脳機能が良好であればSiDSを実施する．9つの測定項目結果と走行検査の逸脱・衝突・信号無視数が自動判定され，細目2（表4）に従い判断する．障害域が1〜2個の場合の再検査は翌日でもよく，3個以上の場合の再検査は希望があれば3〜6カ月後を想定し実施可能としている．失語症患者は机上検査の結果解釈が難しいことが多く，SiDSを参考にしやすい．

⑤ 全国で利用しやすいよう平易な言葉を用いた総合判定（表5）[13]の利用を推奨しており，判定 3か2 に該当すれば運転再開可能と判断する．

⑥ 診断書提出を求められれば記載し，合格すれば運転を再開する．

表 4　細目 2（簡易自動車運転シミュレーションの判定）

検査項目
　認知反応検査（認知反応時間の平均値，標準偏差）
　タイミング検査（予測誤差の平均値，標準偏差）
　走行検査（危険車間率）
　注意配分検査（赤信号認知反応時間の平均値，標準偏差
　　　　　　　　黄信号認知反応時間の平均値，標準偏差）
1．9項目の中に障害域なし→「適性あり」
2．9項目の中で障害域が1〜2個 and/or 走行検査時に「逸脱，
　　衝突，信号無視」→「適性なし」
　　ただし，後日再検査により問題所見が消失→「適性あり」
　　　　　　依然として問題所見あり→「適性なし」
3．9項目の中に障害域が3個以上→「適性なし」
　　希望があれば，後日再検査を行ってもよい

表 5　実車教習の総合判定

3　良好と思われる．安全運転に努めてください．
2　条件付きで安全運転可能だと思われる．
1　再度，実車での安全運転練習等が必要と思われる．
0　現状では，安全運転をするのは難しいと思われる．

　以下に「高次脳機能障害者の自動車運転再開の指針 Ver.2」を利用し，運転再開に至った症例を示す．

 ## 症例提示

症例2：高次脳機能障害者の自動車運転再開の指針に沿って運転適正評価を実施し，運転再開に至った症例

【基本情報】50歳，男性
【診断名】左被殻出血．
【障害名】右片麻痺，失語症
【支援と経過】Y-2年4月，脳出血を発症し保存的加療を受け，右片麻痺，失語症が残存した．半年後，障害者支援施設に入所した．作業に集中できず注意障害，易疲労性を認め徐々に改善したが，入所中に他院で2回実施した自動車運転適性評価では，注意障害のため許可が出なかった．Y年4月より賃貸施設で独居を開始し，11月自動車運転適性評価希望にて当科初診となった．初診時，失語症は軽度で発話は緩慢だが会話は可能であった．視野欠損，半側空間無視は認めず，右片麻痺はBrunnstrom stage 上肢Ⅱ-手指Ⅱ-下肢Ⅳで，短下肢装具と杖で歩行・ADLは自立していた．神経心理学的検査はおおむね良好であり，注意機能もおおむね問題なかった（**表6**）．SiDSはハンドルノブを利用し，左アクセルペダル・右ブレーキペダルの設定とし左下肢操作で実施し障害域はなく，院内評価は「適性あり」と判断した．免許が失効していたため実車教習前に公安委員会の臨時適性相談に行き，診断書を提出し免許が交付された．

表 6　症例 2 の神経心理学的検査結果

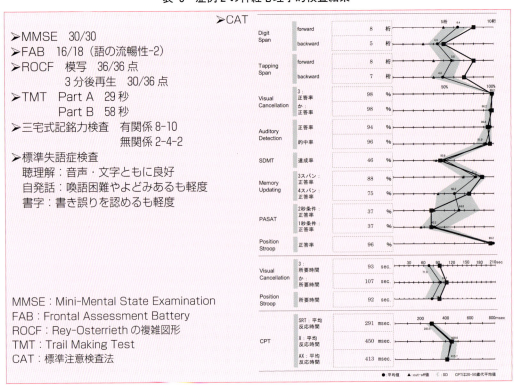

- MMSE　30/30
- FAB　16/18（語の流暢性-2）
- ROCF　模写　36/36 点
  　　　3 分後再生　30/36 点
- TMT　Part A　29 秒
  　　　Part B　58 秒
- 三宅式記銘力検査　有関係 8-10
  　　　　　　　　　無関係 2-4-2
- 標準失語症検査
  　聴理解：音声・文字ともに良好
  　自発話：喚語困難やよどみあるも軽度
  　書字：書き誤りを認めるも軽度

MMSE：Mini-Mental State Examination
FAB：Frontal Assessment Battery
ROCF：Rey-Osterrieth の複雑図形
TMT：Trail Making Test
CAT：標準注意検査法

　その後，実車教習を行い表5の総合判定では「2．条件付きで安全運転可能だと思われる．」であり，左下肢でのアクセル・ブレーキ操作への慣れも良好とのコメントであった．発症から2年以上経過し右片麻痺と失語症が残存していたが，「高次脳機能障害者の自動車運転再開の指針」に沿った一連の流れで適切に評価・判定を行い，医学的に運転再開可能であると判断できた症例であった．ただし，事故や危険運転がないかフォローアップは必要である．

当院の現状と課題

　当院では 2014 年 6 月から約 1 年間で脳障害者 42 名に対して「高次脳機能障害者の自動車運転再開の指針」に沿って運転適性評価を実施した．研究会等で情報を発信していたこともあり，紹介患者が 36 名（85.7％）と多く，北九州市内からは 21 名，他の福岡県内 11 名，県外 4 名と県内から広く紹介があった．判断が難しい症例の紹介が多いと思われるが，男性が 38 名と多く，平均年齢は 54.4±15.2 歳，疾患は脳卒中 24 名と半数以上，片麻痺は軽度～なしが 40 名，発症後半年未満での紹介が 17 名（40.4％）と，脳卒中後発症して間もない麻痺が軽度な男性に運転再開希望が強いことが推察された．

　図 3 に 42 名の評価結果を示す．院内評価で「適性あり」と判断したのは 27 名で，25 名に実車教習を実施し，1 回目で合格は 18 名，2 回目で合格は 4 名，不合格 3 名（2 名は自主的に断念）であった．ただし，院内評価で「適性なし」と判断した患者には SiDS 再検査待ちの者が含まれる．院内評価実施前のドロップアウト者に，受診後に初回のてんかん発作を発症した患者

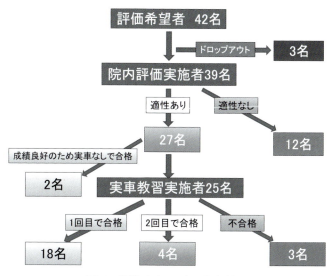

図 3　脳障害者 42 名の評価結果

（脳外傷後 5 カ月）や脳波でてんかん波を認めた患者が存在した．道交法[14]では，てんかん発作を生じた者は最低 2 年間の発作抑制期間の確認が必要だが，発作を生じたことのない患者に対する規定はない．脳卒中後は 2 年以上経過してもてんかんを発症することはあるため[15]，自動車運転適性評価の時期の判断は難しい．脳卒中後てんかんは脳梗塞より脳出血後で皮質を含む病変に多く，外傷後てんかんは長時間の意識障害，手術を要した急性硬膜下血腫等が危険因子とされる[16]．当院では発症から半年未満の紹介患者が多く，24 名（57.1%）が外来での 2〜3 日の短期評価であった．患者と接する回数が少ないため行動観察が難しく，検査結果にあらわれない脱抑制や違和感を把握しにくいのが課題である．現状を考えると，てんかんを生じやすい病変がないか，行動観察から注意が必要な状態はないか等事前情報の提供は重要である．そのためにも共通した評価指針，結果の解釈が求められており，まずは福岡県で統一した紹介方法や評価の流れを模索していく必要がある．

まとめ

「高次脳機能障害者の自動車運転再開の指針」を利用した多施設共同研究を 2014（平成 26）年 6 月より開始した．この結果により，表 3 に挙げた検査項目や基準値の再検討を計画している．今後，SiDS の普及が望まれるが，現時点では画像診断や神経心理学的検査が実施できシミュレーター検査が可能な病院へ紹介するのがよいと考えている．また，実車教習は教習前に公安委員会の臨時適性検査を受けるように指導している地域もあり，実車教習のタイミングは地域の状況を考慮する必要がある．多施設共同研究の結果から，実車教習を省略できる院内評価の基準の作成も可能であると考えており，さらに精度の高い運転再開指針の作成・標準化を目指している．

● 文献

1) 蜂須賀研二：高次脳機能障害と自動車運転．認知神経科学　9：269-273，2007
2) 佐伯　覚，他：脳卒中勤労者の自動車運転再開に向けての技能評価について．産業医学ジャーナル　25：18-21，2002
3) 松永勝也 編：交通事故防止の人間科学 第2版．ナカニシヤ出版，2006
4) Matsuda Y, et al：Evaluation of a simple driving simulation for patients with brain lesions, and its features. JJOMT　56：102-107, 2008
5) 竹井機器工業（株）簡易自動車運転シミュレーター（SiDS）．Available from URL：http://www.takei-si.co.jp/productinfo/detail/281.html（2016年1月アクセス）
6) 蜂須賀研二：自動車運転再開の指針と判断基準案．蜂須賀研二 編：高次脳機能障害者の自動車運転再開とリハビリテーション2．金芳堂，pp103-108，2015
7) e-Gov 法令検索：道路交通法施行規則．Available from URL：http://law.e-gov.go.jp/htmldata/S35/S35F03101000060.html（2016年1月アクセス）
8) 加藤徳明：高次脳機能障害者の自動車運転再開に関する研究報告：文献レビュー．蜂須賀研二 編：高次脳機能障害者の自動車運転再開とリハビリテーション1．金芳堂，pp76-88，2014
9) 岡﨑哲也，他：高次脳機能障害に使用される簡易な神経心理学的検査の青年標準値　Mini-Mental State Examination, Trail Making Test, Wisconsin Card Sorting Test パソコン版，三宅式記銘力検査．Jpn J Rehabil Med　50：962-970，2013
10) Ishiai S, et al：Unilateral spatial neglect in AD：significance of line bisection performance. Neurology　55：364-370, 2000
11) 寺田達弘，他：Frontal Assessment Battery（FAB）の年齢による効果．神経心理学　25：51-56，2009
12) 森　悦朗，他：神経疾患患者における日本語版 Mini-Mental State テストの有用性．神経心理学　1：82-90，1985
13) 吉野　修，他：机上課題と実車評価．蜂須賀研二 編：高次脳機能障害者の自動車運転再開とリハビリテーション2．金芳堂，pp93-96，2015
14) e-Gov 法令検索：道路交通法．Available from URL：http://law.e-gov.go.jp/htmldata/S35/S35HO105.html（2016年1月アクセス）
15) Chen TC, et al：The incidence rate of post-stroke epilepsy：a 5-year follow-up study in Taiwan. Epilepsy Res　102：188-194, 2012
16) 松浦雅人：症候性てんかんの治療と予防．臨床リハ　24：274-277，2015

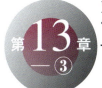

運転再開に向けた地域での取り組み
―千葉県千葉リハビリテーションセンターにおける取り組み

第13章―③

小倉由紀
千葉県千葉リハビリテーションセンター リハビリテーション療法部 副部長 作業療法士

吉永勝訓
千葉県千葉リハビリテーションセンター センター長

Key Questions
① 当センターの「二段階評価システム」の流れと内容は？
② 実車評価と「条件付き運転可能」とは？
③ 症例にみる支援の具体例は？

はじめに

千葉県千葉リハビリテーションセンター（以下，当センター）は厚労省の高次脳機能障害支援モデル事業，その後の千葉県高次脳機能障害支援普及事業の支援拠点機関として，当事者・家族および支援者への支援に積極的に取り組んでいる．その中でも自動車運転再開は，就労・生活をはじめ，当事者の社会参加やQOLにとってニーズが高い重要な課題の1つである．当センターでは，2009（平成21）年6月から実車評価を含む運転再開支援への取り組みを開始し，現在も継続している．以下にその概要を紹介する．

評価の流れと内容

1．二段階評価システムの概要

当センターでの評価は「二段階評価システム」にて行われている．第一段階として実車前評価を行い，評価継続の場合に第二段階である実車評価を行う．最終的に，安全な運転再開可能と判断できれば，主治医が診断書を記載し，運転免許センターでの臨時適性検査実施となる[1]（図1）．

2．実車前評価

1）運転状況アンケート：運転歴や交通環境等の関連情報および本人と家族の意向について情報収集し確認を行う．運転再開にあたり，家族の意向も重要であり考慮する必要がある．

2）神経心理学的検査：
① ウェクスラー成人知能検査（以下，WAIS-Ⅲ）ではIQの数値に加え，群指数（知覚統合，言語理解，処理速度，作動記憶）と観察から障害特性の把握を行っている．

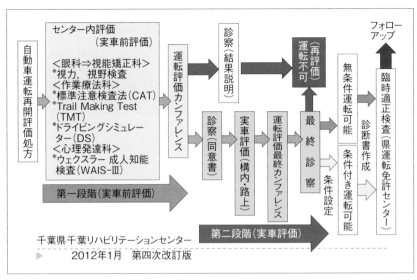

図1 当センター「二段階評価システム」フローチャート

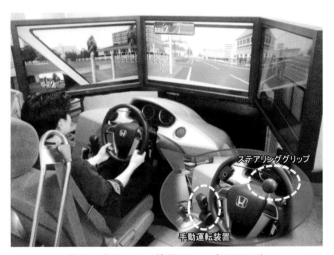

図2 当センター使用のDS（HONDA）

②運転評価として，代表的なテストバッテリーであるTrail Making Test[2]（以下，TMT）と標準注意検査法（以下，CAT）の活用により運転に重要な注意機能を評価している．CATは全般性注意を総合的に評価でき，年代別平均・カットオフ値が明確であり，加えて行動観察により衝動性，疲労と自覚，運動障害の影響等も評価でき有用である．

3）ドライビングシミュレーター

Honda製のドライビングシミュレーター（以下，DS）（**図2**）を使用している．3画面の実物大運転装置であり，左アクセル・ウインカー，ステアリンググリップ，手動運転装置も設置し運動障害にも対応している．

①**反応検査**：「単純反応検査」「選択反応検査」「注意配分・複数作業検査」の3種類の検査を行い，各条件下でのペダル，ハンドル操作の反応時間の平均・標準偏差・誤反応回数等を計り，

年代別健常データ（平均・標準値）と比較検討する．

②「危険予測体験」コースでの模擬走行：危険場面6カ所を設定した「危険予測体験」上級コースを模擬走行し，事故回数，急制動回数，走行速度，右左折平均速度，停止・ウインカー不適切回数等を確認する（走行結果は自動記録）．ミラーや目視の確認行動，事故の回避状況，学習性，疲労，衝動性等をOTが観察する．5分間程度のコースを1～3コース実施する．

DSは実車と異なり，危険場面での対応をみることができ，設定した条件下での運転技能，判断，速度調整等をある程度，客観的に評価できる．院内評価として，神経心理学的検査とともに一定の有用性を認める．

3．実車評価

対象者には"実車評価の目的"，"教習所への情報提供"，"経済的な負担"等の説明を行い，これらについて同意を得たうえで実施している．

1）概要

実車評価は千葉県自動車練習所（以下「教習所」，千葉市若葉区坂月）と連携し，「ペーパードライバー講習」の枠組みを利用して実施している．1回50分，教習所内と公道の計2回実施を基本とし，必要に応じて3回実施する．なお，この講習は免許保有者への指導であり，対象者以外の同乗も可能である．実車評価ではOT2名が同乗し，フィードバック用のビデオ撮影と記録を分担．終了後，OT2名で合議し自動車運転評価表（以下，「運転評価表」）（**図3**）の運転能力評価，危険認識評価を記載する．教習指導員（以下，指導員）も「ペーパードライバー講習評価表（以下，教官用評価表）」を記載し，OTと指導員による評価を行っている．

2）実車評価1回目

①**教習所内**：評価直前，OTから指導員に障害特性と指導方法等を口頭と書面で説明・依頼する．書面は評価終了後に回収．1回目は教習所内にて，主に基本操作の練習と課題の明確化に重点を置き，死角と目視の説明，外周，狭路走行，バック・車庫入れ，見通しの悪い交差点，右左折，進路変更等共通した内容を中心に実施する．終了後，指導員から対象者とOTにそれぞれコメントがされ，教官用評価表に評価が記載される．

②**フィードバック**：実車評価後，当日中にフィードバックを行う．まず，運転評価表を対象者・OTそれぞれが記載する．両者の比較をしながら，教官用評価表も合わせて当日の運転を振り返り，リスク認知を深め，安全な運転についての課題の理解を促す．必要に応じてビデオ，絵等視覚的な提示と説明を行い，次回までの課題を確認する．危険性が高い，運動障害やブランクが長く操作練習が必要等の場合は，指導員と相談の上，2回目も教習所内での実施とすることがある．

対象者自身が安全な運転のための自らの課題を認識し，2回目の実車評価で指摘事項を修正するために，フィードバックは大切なプロセスである．その後の安全な運転にはフィードバックでの障害認識とリスク認知への働きかけによる行動変容が大事なポイントとなっている．なお，フィードバックには可能な限り家族の同席を勧めている．

3）実車評価2回目

①**公道**：1回目と同様に，指導員への情報提供を行う．さらに，運転再開予定の交通環境に合わせたコース選択を相談し，その中での安全な運転再開の可能性についての評価を依頼する．

自動車運転評価表　　　　回目　（構内・路上）

OT用

No：　　　氏名：　　　　　　　　　実施日時：　　　　　同乗OT

手順：1. 実車評価前に危険認識評価（運転前）を全項目つける
　　　2. 実車後，運転能力評価をつける
　　　3. 能力から危険を予測して危険認識評価（運転後）をつける
　　　＊実車評価で実施していない項目も含めすべてつける
　　　4. 本人・OTで評価の比較を行う

運転能力評価
1. できない
2. 何度か指導を受けてできた
3. 常にできる

危険認識評価
1. 非常に危険で，事故を起こすと思う
2. 慣れれば安全に行えると思う
3. 問題なく安全に行えると思う

項目		詳細内容	評価ポイント	運転能力評価	危険認識評価 運転前	運転後	備
車の乗降	1	安全確認	周囲の状況を確認して乗り降りをする	1・2・3	1・2・3	1・2・3	
準備をする	2	シートの調節	シート位置を調節する	1・2・3	1・2・3	1・2・3	
	3	ミラーの調節	サイドミラー・ルームミラーを調節する	1・2・3	1・2・3	1・2・3	
	4	エンジンをかける	スムーズにエンジンをかける	1・2・3	1・2・3	1・2・3	
発進と加速	5	安全確認（目視とミラー確認）	発進前にミラーや目視で周囲を確認	1・2・3	1・2・3	1・2・3	
	6	合図	ウインカーを出して，再度安全確認	1・2・3	1・2・3	1・2・3	
	7	アクセルペダルの調節	急発進にならない程度の踏み込み	1・2・3	1・2・3	1・2・3	
速度調節	8	直線	安定性を保つ，標識の速度を守る，流れにのる	1・2・3	1・2・3	1・2・3	
	9	緩いカーブ	手前でスピードを落とし，一定を保つ	1・2・3	1・2・3	1・2・3	
	10	交差点，曲がり角	徐行運転	1・2・3	1・2・3	1・2・3	
ハンドル操作	11	直線走行	左右へのブレなく安定	1・2・3	1・2・3	1・2・3	
	12	緩いカーブ	外へ膨らまない	1・2・3	1・2・3	1・2・3	
	13	交差点，曲がり角	ハンドルさばき（送り，慌しさ，もたつき），頭をふらない	1・2・3	1・2・3	1・2・3	
ブレーキ操作	14	緩いカーブ	手前でのブレーキング，カーブ内のブレーキ極力避ける	1・2・3	1・2・3	1・2・3	
	15	曲がり角	手前での十分な減速	1・2・3	1・2・3	1・2・3	
	16	エンジンブレーキ	適切な速度の抑制	1・2・3	1・2・3	1・2・3	
車体感覚	17	目標に合わせた停止（ポール）	車の前をポールに合わせて止まれるか（前後の感覚）	1・2・3	1・2・3	1・2・3	
	18	キープレフトを守る	道路の左側を走行（左右の感覚）	1・2・3	1・2・3	1・2・3	
	19	狭路走行（S字・クランク）	前後左右の感覚とスピードコントロール	1・2・3	1・2・3	1・2・3	
右折する	20	ミラー確認と目視	周辺の自動車やバイクの状況確認	1・2・3	1・2・3	1・2・3	
	21	ウインカー	ウインカーで合図を出す（タイミング）	1・2・3	1・2・3	1・2・3	
	22	車線変更（幅寄せ）のタイミングと位置	交差点30m手前で中央線に寄せる	1・2・3	1・2・3	1・2・3	
	23	安全確認	対向車，バイク，自転車，歩行者に注意	1・2・3	1・2・3	1・2・3	
	24	進入速度	無理なく適切な速度で交差点に進入する	1・2・3	1・2・3	1・2・3	
	25	ハンドル操作	急ハンドルにならない	1・2・3	1・2・3	1・2・3	
	26	加速のタイミングと加減	ハンドルがまっすぐに戻ってから加速を始める	1・2・3	1・2・3	1・2・3	
左折する	27	ミラー確認と目視	周辺の自動車やバイクの状況確認	1・2・3	1・2・3	1・2・3	
	28	ウインカー	ウインカーで合図を出す（タイミング）	1・2・3	1・2・3	1・2・3	
	29	車線変更（幅寄せ）のタイミングと位置	交差点30m手前で左に寄せる	1・2・3	1・2・3	1・2・3	
	30	安全確認（目視での巻き込み確認）	バイク，自転車，歩行者に注意	1・2・3	1・2・3	1・2・3	
	31	進入速度	徐行運転での進入	1・2・3	1・2・3	1・2・3	
	32	ハンドル操作	急ハンドルにならない	1・2・3	1・2・3	1・2・3	
	33	加速のタイミングと加減	ハンドルがまっすぐに戻ってから加速を始める	1・2・3	1・2・3	1・2・3	
総合運転	34	見通しの悪い交差点	気付く，一時停止，身を乗り出して安全確認，徐行スタート	1・2・3	1・2・3	1・2・3	
	35	優先道路	気付く，一時停止もしくは徐行で安全確認	1・2・3	1・2・3	1・2・3	
	36	障害物（駐停車車両など）	気付く，確認，合図，車線変更，距離保持，合図，車線変更	1・2・3	1・2・3	1・2・3	
	37	一時停止を守る	標識に気付く，一時停止，安全確認	1・2・3	1・2・3	1・2・3	
	38	信号を守る	信号に気付き，従える	1・2・3	1・2・3	1・2・3	
	39	車間距離を守る	速度に合わせた車間距離を保つ（後ろにも注意）	1・2・3	1・2・3	1・2・3	
	40	歩道のない道路の走行	気付く，速度調節，車体の位置，危険予測	1・2・3	1・2・3	1・2・3	
	41	横断歩道での歩行者への配慮	気付く，速度調節，安全確認	1・2・3	1・2・3	1・2・3	
	42	横断歩道での自転車への配慮	気付く，速度調節，安全確認	1・2・3	1・2・3	1・2・3	
	43	横断歩道のない交差点での歩行者への配慮	気付く，速度調節，安全確認	1・2・3	1・2・3	1・2・3	
	44	横断歩道のない交差点での自転車への配慮	気付く，速度調節，安全確認	1・2・3	1・2・3	1・2・3	
	45	人通りの多い道路	気付く，速度調節，車体の位置，危険予測	1・2・3	1・2・3	1・2・3	
	46	児童が多い通学路	気付く，速度調節，車体の位置，危険予測	1・2・3	1・2・3	1・2・3	
	47	車庫入れ	車体感覚とアクセル・ブレーキの協調性	1・2・3	1・2・3	1・2・3	
	48	アクセルとブレーキのすばやい踏み換え	危険場面でとっさに踏み換えをする	1・2・3	1・2・3	1・2・3	
	49	会話をしながらの運転	会話に気を取られずに運転する	1・2・3	1・2・3	1・2・3	
	50	教官の指示に従える	指導内容が理解でき，すぐに行動に移せる	1・2・3	1・2・3	1・2・3	

図3　自動車運転評価表

②**フィードバック**：1回目の終了時と同様，当日の運転を振り返る．安全な運転再開に関する課題を話し合い，認識を深める作業を行う．この際，特に運転不可または条件付きの可能性がある場合は対象者・家族の理解を深めるよう十分配慮を行っている．

4）**実車評価における視点**：公道での実車評価では，運転再開予定に近い交通環境を指導員の指示に従い走行する．その中で歩行者・自転車への配慮，駐停車両・対向車への対応，信号・標識の順守，目視・ミラーでの確認，速度調整，疲労と自覚等，反応の速度・タイミングも含めたハンドル・アクセル・ブレーキ操作とともに，適切な危険予測のもとに安定して安全に運転できたかを評価する．

4．評価結果の検討

主治医，OT，心理士，ソーシャルワーカー等関係職種によるカンファレンスにて，障害特性・行動傾向とニーズ（目的）とのマッチングを安全な運転再開の視点で検討する．

1）**初回カンファレンス（実車前評価後）**

実車前評価結果について総合的な検討を行う．危険運転の可能性が高いと判断した場合には，「運転不可」または「再評価」という判断となり，この段階で評価終了となる．「運転不可」と判断する主な理由は，神経心理学的検査やDSでの処理速度が著明に遅い，CAT下位検査でカットオフ・平均値から2SD以下が複数ある等注意障害が重度，症状が不安定でムラがみられる，衝動性が高くコントロール不十分，「運転は大丈夫」と自己評価が不当に高く障害認識が希薄等である．

主治医による不可理由の説明に納得しない対象者も時々いる．説明には家族同席を勧めるが，本人・家族ともに納得しない場合があり，対応に苦慮することも多い．

2）**最終カンファレンス（実車評価後）**

実車評価結果を中心に，実車前評価および対象者の状況を総合的に検討し最終判断を行う．最終判断は，「無条件運転可能」，「条件付き運転可能」，「運転不可」としている．カンファレンスでの結論はその理由とともに，主治医から対象者・家族へ説明され，条件付き運転可能の場合は条件の提案を行い，理解・納得をはかっている．

評価実績と実車評価

1．評価対象者と結果

評価対象は運転再開を希望する高次脳機能障害者（入院・外来）．運動障害を合併する場合も対象であるがADL自立，独歩レベルの方がほとんどである．なお，てんかん発作から2年以内は道交法により，また，顕著な半盲および半側空間無視は医学的観点から，評価対象外としている．

2009（平成21）年6月～2019（平成30）年3月までの評価終了者は延べ620名である．概要は**表1**に示す．対象者全体のうち実車評価実施は延べ304名（49％）で，全対象者の最終結果は，「運転可能」が263名（42.4％），「運転不可」が357名（57.6％）である．「運転可能」の内訳をみると「条件付き運転可能」が263名中192名（73％）と高い割合であった．「運転不可」と判断した場合でも，必要に応じて半年～1年後に再評価を実施する場合もある．

表 1 評価対象者の属性と結果

対象者数（延べ人数）		620
平均年齢（歳）		49.8
性別	男性	515
	女性	105
原因疾患	脳血管障害	421
	外傷性脳損傷	153
	その他	46
実車評価の有無	有	304
	無（運転不可）	316
実車評価後の結果	運転再開可能　無条件運転可能	71
	条件付き運転可能	192
	運転不可・再評価	41

2．実車評価の有用性

机上検査では十分把握しきれない行動を実車評価では，より具体的に確認することができる．例えば，指導員の指摘で感情コントロールができなくなる社会的行動障害をはじめ，会話を始めると速度調整が不安定になる，合図・確認・操作が適切にできない等の同時処理低下，車間距離が近い・すぐ動こうとする等の衝動性，狭いスペースでも無理に進もうとする等危険予測・認知・判断の弱さ，駐停車両との間隔や障害物を追い越すときの対向車との距離の近さなど，危険予測の弱さと空間認知，衝動性の影響等，出現する症状はさまざまである．

実車評価では，このような具体的な課題を確認できるため，フィードバックを通して危険認識へのアプローチが行いやすい．障害認識，危険への認識を深め，安全な運転再開につなげる支援としても実車評価は有用である．

3．「条件付き運転可能」の設定

運転再開の結論は一般的には「可能」か「不可」かの二者択一である．当センターでは一定の条件下であれば，安全な運転再開が可能と判断される「条件付き運転可能」という，もう1つの選択肢を設定している．例えば，"新規の環境ではとまどい反応が遅くなるが，慣れた交通環境では安定した運転ができる"，"疲労により注意力・判断力の低下を生じるが30分以内等比較的短時間なら維持可能"，"会話やラジオ等運転以外にさらに注意を配分すると運転が不安定になるが，運転に集中すると安定する"，"交通量の多い環境では適応しにくいが，交通量の少ない時間帯・交通環境では安全な運転が維持される"，等の場合に条件設定を提案する．

提案する条件の内容は，「慣れた道路のみ」「短時間の運転」「交通量の少ない時間帯・道路」「会話やラジオの禁止」「夜間の運転を控える」「買い物，通勤，仕事場等の目的限定」等である．実車評価を行ったうえでの「条件付き運転可能」の選択肢は，安全な運転再開の可能性を高めることができる．同時に，対象者に条件の理由を理解していただき，より安全な運転再開に向けた注意喚起を行っているとも考える．

● 関係機関との連携と支援者育成

関係機関との連携の構築は支援を進めるうえで欠くことのできない課題である．千葉県運転

免許センター（千葉市美浜区）とは適性相談室を中心に，懇談会・勉強会等による交流や，個別事例への対応に関する相談を適宜行っている．千葉県自動車練習所とは，懇談会を軸に実車評価の内容・対応の整備を重ね，担当指導員のチーム化まで至っている．予約時の配慮・相談をはじめ，実車評価を行うために日常的に非常に多くの協力を得ている．

当センターでは支援者育成と交流のために「高次脳機能障害と自動車運転勉強会」を開催し，2018（平成30）年度には12回目を実施している．この間，OTを中心に，PT，ST，医師，看護師，ソーシャルワーカー等の多職種をはじめ，千葉県運転免許センター，千葉県自動車練習所からの参加も得ている．

 ## 症例提示

> 症例1：ポイントを絞ったフィードバックと視覚的手がかりにより行動変容した症例

【基本情報】
60歳代，男性．右利き．右被殻出血による左不全片麻痺（Brs Ⅵ-Ⅵ-Ⅵ）．左下肢にしびれ感が残存．注意障害（配分性・変換性注意）．ADL自立．当センター退院後，「買い物・通院のための運転再開」を希望し，外来にて評価開始．運転歴45年．家族内の免許保有者なく，家族は運転再開を希望している．

【実車前評価】（表2）
CATでは処理速度・反応の遅さがみられ，TMT，DSでは注意の制御が弱い傾向がうかがわれた．WAIS-Ⅲでは抑制の弱さや同時処理等の困難さもみられた．視空間認知は，年齢相応ながら情報量の多さや新規場面での対応の弱さが予測された．生活場面での安全な運転再開の可能性を探るため実車評価実施となる．

【実車評価】
1回目：全般に性急な運転が目立ち，カーブ・交差点での減速不十分，右左折や見通しの悪い交差点での目視・確認欠如あり．周囲の環境への反応の遅さがみられた．安全確認のための減速ができず指導員にブレーキを踏まれる等，抑制の弱さもみられた．じっくりであれば対応できること，リスクの自覚があることから修正の可能性もうかがわれた．指導員は次回も教習所内での練習が必要と評価．フィードバックにて，OTが5項目に絞った修正ポイントを箇条書きにして説明し理解を促した．箇条書きを記載した用紙はそのまま本人に手渡し，次回までに見直すことを勧めた．

2回目：1週間後，教習所内にて実施．本人は修正点を記載した用紙を持参したが，内容も十分認識していた．2回目の実車では安全確認の意識があり，目視は必要時にはほぼ実施でき，一時停止や見通しの悪い交差点も認識して停止する等，前回の指摘事項はほぼ修正できた．加減速が急な傾向はまだ一部みられたが，次回は公道での評価に進むことを指導員と確認．フィードバックでは，公道での安全な運転のために前回の指摘事項の再確認を用紙を使用して行った．

3回目：1週間後，公道にて実施．歩行者や自転車の配慮等は良好で，交通の流れにもほぼのれた．同時に，目視は行ったが減速不足のまま曲がったり，対向車線等複数の対象に幅広く

表 2 症例1の実車前評価結果

評価内容		結果
TMT（A4横版）	A	99 秒
	B	143 秒
CAT カットオフ・平均値以下	Visual Cancellation （か）正答率	93.90%
	（か）所要時間	154.8 sec.
	（3）所要時間	115.5 sec.
	Auditory Detection 正答率	92.0%
	CPT　SRT 平均反応時間	360.9 msec.
	X 課題平均反応時間	562.6 msec.
	AX 課題平均反応時間	501.2 msec.
WAIS-Ⅲ	IQ	102
	VIQ	102
	PIQ	101
	言語理解	93
	知覚統合	103
	作動記憶	102
	処理速度	100
DS 反応検査	単純反応：反応動作の速さ（平均）	0.451 秒
	反応動作のムラ（SD）	0.0944 秒
	選択反応：反応動作の速さ（平均）	0.784 秒
	反応動作のムラ（SD）	0.1770 秒
	誤反応回数	15 回
	注意配分・複数作業：反応動作の速さ（平均）	1.176 秒
	反応動作のムラ（SD）	0.2119 秒
	誤反応回数	11 回

注意を向けることが不十分な面がみられた．後半，直線でも 10 km 近く速度超過するなど速度調整のムラもみられた．安全確認の意識付けや注意の徹底は確実に向上し定着したが，周囲の情報の取り込みや速度調整等に不十分さが残った．フィードバックでは 3 回の実車評価を振り返り，改善点の承認と安全な運転再開に関する課題について話し合った．

【最終結果】

買い物・通院に限定し，通学・通勤時間帯および夜間を避け，慣れた道路での運転という条件下での運転再開を提案．本人の理解を得て運転再開となる．

症例 2：障害特性に配慮した支援を行い，運転再開につながった右片麻痺，失語症例

【基本情報】30 歳代，男性．脳梗塞による右片麻痺（Brs Ⅳ-Ⅲ-Ⅳ），軽度失語症，注意障害．通勤での運転再開を希望し外来受診．運転歴 15 年．家族（免許保有）も運転再開を希望．

【実車前評価】（表 3）

WAIS-Ⅲでは処理速度，作動記憶でやや低さを認めたが IQ は 109．CAT は失語症の影響も強く，下位検査の多くが境界域～障害域．ワーキングメモリ，配分性・変換性注意の低下と反応・所要時間の遅延傾向がうかがわれた．DS は左アクセル・ウインカー，ステアリンググリップを使用し左上下肢での操作で実施した．同時処理での遅さ等課題はあるものの，運転技能面

表 3 症例2の実車前評価結果

評価内容		結果
TMT（A4 横版）	A	69 秒
	B	136 秒
CAT カットオフ・平均値以上	Tapping Span forward 正解桁数	8 桁
	Tapping Span backward 正解桁数	7 桁
	Visual Cancellation（3）正答率	100%
	Visual Cancellation（か）正答率	100%
	CPT SRT 正答率・的中率	100%
	CPT X 課題 正答率・的中率	100%
	CPT AX 課題 正答率・的中率	100%
WAIS-Ⅲ	IQ	109
	VIQ	103
	PIQ	115
	言語理解	107
	知覚統合	125
	作動記憶	79
	処理速度	84
DS 反応検査	単純反応：反応動作の速さ（平均）	0.41 秒
	反応動作のムラ（SD）	0.0347 秒
	選択反応：反応動作の速さ（平均）	0.821 秒
	反応動作のムラ（SD）	0.0859 秒
	誤反応回数	4 回
	注意配分・複数作業：反応動作の速さ（平均）	1.155 秒
	反応動作のムラ（SD）	0.1603 秒
	誤反応回数	12 回

では比較的良好さを認めた．運転再開の可能性を探るため，実車評価へ移行した．

【実車評価】

運転補助装置を使用した左上下肢での操作に慣れるため，教習所内で十分な練習を行い，操作に慣れた段階で公道での評価を実施することとした．毎回異なる指導員に対し，"ゼスチャーとわかりやすい口頭指示・説明の併用"，"言語での情報量を少なめにする"，"必要時には停車し指導する"等の失語症に配慮した対応を OT から依頼した．指導員は依頼に応えて，本人の状態に合わせた的確な指導を実施した．各回終了時に同乗 OT と指導員にて次回の進め方や評価を確認し，次のセッションにつなげていった．

1回目：左アクセル，左ウインカー延長レバー，ステアリンググリップ（丸型）を使用．進路変更や右左折の目視の抜けや遅れ，曲がり角の寄せの不十分さ，見通しの悪い交差点の気づき遅れ，S字での後輪乗り上げ等がみられた．しかし，徐々に操作に慣れ，指導点は修正された．フィードバックでは，次回も技術的な練習を教習所内で行うことを確認．実際の改造を考慮し，次回は手元リモコタイプのウインカーを試用することとした．

2回目：1週間後，教習所内で実施．ウインカーを手元リモコンに変更したが，操作に気をとられて周囲を見る余裕がなくなり，前回よりパフォーマンスが低下．進路変更の合図や一時停止の抜け・遅れ，反応の遅さ等がみられ，運転後半には疲労が強くみられた．ウインカー操作場面以外では，縦列駐車や車庫入れ，狭路走行等は適切に操作可能となった．フィードバックでは，注意力の弱さや容量の少なさの影響を説明し，本人に合った運転補助装置の重

要性を改めて確認した．

3回目：1週間後，公道にて実施．左ウインカー延長レバーを使用．前半，速度を超過し指導員に指摘されて以降は制限速度順守を維持した．歩行者や自転車の保護も適切に行い，目視も確実に実施し，駐停車両との距離や減速も適切であった．左上下肢での操作は全体に安定するも，ほかに気をとられ運転中にハンドルから左手が一瞬離れる等不適切な場面がみられた．フィードバックでは，OTがハンドル操作や安全に関する注意喚起を行ったうえで，これまでの改善点と課題と対応を整理し，改造車での運転にはまだ習熟のための努力と条件が必要との説明を行った．

【最終結果】

自動車改造を行ったうえで，運転に慣れるまで，"免許保有者の同乗"，"運転に集中するため会話・ラジオを禁止"，"交通量の少ない時間帯・道路"での運転として，"近隣の慣れた道路から少しずつ距離を延ばす"，という条件下での運転再開を提案．本人，家族合意のもと運転再開となる．なお，単独での運転となった場合には，失語症を考慮し事故等のトラブル対応のためのドライブレコーダーの設置と対応用カードを紹介し携帯を勧め，取り入れる方向となった．

今後の課題

高次脳機能障害者の自動車運転再開に関しては，安易な許可でもなく不当に厳しい制限でもない，適切な支援を行うために関係者の正しい理解と検討を進める必要がある．そのための重要な課題として可否判断のための評価内容および判断基準の設定がある．「高次脳機能障害者の自動車運転再開とリハビリテーションに関する研究班」(蜂須賀研二代表研究者)による「運転再開の指針と判断基準案」の提案[3]等，多くの研究報告が積み重ねられてきている．今後，多方面でのさらなる検討が望まれる．また，諸外国で有用性が知られているStroke Driver's Screening Assessment (SDSA)の日本語版[4]が市販化された．広く活用され可否判断の妥当性が高まることが期待され，多くの検証が行われている．なお当センターでは，運転再開可能と判断した対象者に対し毎年フォローアップアンケートを実施し，事故の有無，運転状況等を調査し支援内容に反映させている．われわれの支援と可否判断の妥当性の検証のために今後も評価後の実態把握に努めることにしている．

運転可否の判断に有効である「実車評価」は，同時に対象者の行動変容も期待できる支援プロセスである．しかし，実車評価ができる施設は限られており標準化もなされていない．2016(平成28)年度の診療報酬改訂で実車評価の請求が一部可能となった．たいへん画期的なことである半面，実車評価の体制と標準化について多くの課題があり，検討が遅れているのも事実である．早急に課題を検討する必要がある．

さらに，適切な評価・支援を実施できても運転不可となる対象者は存在する．公共交通機関の単独利用をはじめ，自動車運転に代わる地域での移動手段・サービスの確立等，社会的な支援と仕組み作りはますます重要となっている．

これらは全国的な課題であり，当センターも支援拠点機関として，これらの課題に対して関係機関および関係者と連携し引き続き取り組みを強めていきたい．

●引用・参考文献

1) 小倉由紀：千葉県千葉リハビリテーションセンターの取り組み．高次脳機能障害者の自動車運転再開とリハビリテーション1．金芳堂，pp61-67，2014
2) Marshall SC, et al：Predictors of driving ability following stroke：a systematic review. TOP Stroke Rehabil **14**：98-114, 2007
3) 蜂須賀研二 編著：高次脳機能障害者の自動車運転再開とリハビリテーション2．金芳堂，2015
4) 三村　將 監：脳卒中ドライバーのスクリーニング評価（Stroke Driver's Screening Assessment：SDSA）．新興医学出版，2015
5) 林　泰史，他監，武原　格，他編：脳卒中・脳外傷者のための自動車運転．三輪書店，2013
6) 蜂須賀研二：高次脳機能障害と自動車運転．認知神経科学 **9**：269-273，2007
7) 加藤貴志，他：脳損傷者の高次脳機能障害に対する自動車運転評価の取り組み―自動車学校との連携による評価CARDについて．総合リハ **36**：1003-1009，2008
8) Maria T Schultheis, 他編著，三村　將，監訳：医療従事者のための自動車運転評価の手引き．新興医学出版，2011
9) 田丸冬彦：身体障害とモーターライフー高次脳機能障害と自動車運転．作業療法 **23**：420-424，2004

第14章 臨床医の判断 —医学的診断書の作成にあたって

武原　格
東京都リハビリテーション病院リハビリテーション部長

林　泰史
原宿リハビリテーション病院　名誉院長

Key Questions
① 医学的問題として確認すべきことは何か？
② 特に確認すべき内服薬は何か？
③ 医学的診断書の「その他特記すべき事項」は，どのように使用するか？

はじめに

　入院または外来通院中の脳損傷患者が「自動車運転を再開したい」と希望した場合，麻痺が軽度であっても，著明な高次脳機能障害を認めなくても，困惑することは少なくない．健常者であっても交通事故を生じる危険性は常に存在するため，どの程度の麻痺や高次脳機能障害ならば健常者と遜色ないかを知りたいが，わが国において，現在までこのことについて前向き研究は行われておらず，はっきりしていない．

　そのため多くの臨床医は，運転再開の判断を避けるか，運転しないように勧めているのが現状ではないだろうか．橋本ら[1]も「臨床場面において，脳血管障害者が自動車の運転を希望する場合，運転の判断基準は不明確で，比較的曖昧な根拠でそれを黙認，あるいは禁止してしまう場面は少なくない」と指摘している．明らかに運転を再開することが危険な場合は運転再開を許可すべきではないが，運転再開が可能と思われる場合は安全性を考慮し，運転再開を積極的に支援すべきと考える．

　運転再開の可否の決定は，運転免許センターで行われ，その判断材料の1つとして医学的診断書が用いられる．本章では，筆者が日頃行っている脳損傷患者に対する運転再開支援のうち，運転能力に関する医学的診断書作成の際，考慮している事項について解説する．

医学的問題について

　脳損傷患者は，多くの合併症を有しているため，現病歴，既往歴，内服薬，脳画像所見等を確認している．

表 1 てんかんの運転免許交付・更新許可の条件

1) 発作が過去 5 年間に起こったことがなく，医師が「今後発作が起こるおそれがない」旨の診断を行った場合
2) 運転に支障をきたす発作が過去 2 年間に起こったことがなく，医師が「今後，X 年程度であれば，発作が起こるおそれがない」旨の診断を行った場合
3) 医師が，1 年間の経過観察の後「発作が意識障害および運動障害を伴わない単純部分発作に限られ，今後症状の悪化のおそれがない」旨の診断を行った場合（ただし，上記 2 の発作が過去 2 年間に起こったことがないのが前提）
4) 医師が 2 年間経過観察をした後「発作が睡眠中に限って起こり，今後症状の悪化のおそれがない」旨の診断を行った場合
5) 上記の診断には 6 カ月間までの保留期間がある
6) 大型免許および第二種免許については，服薬なしで 5 年間発作がなく，今後も再発のおそれがないことを条件として推奨している

1．診断書作成時期

　脳損傷部位が小さい患者では，麻痺は軽度であり，比較的短期間の入院リハビリテーションを行い退院となる．麻痺が軽度の患者であるため，自動車運転再開を希望することが多い．しかし，それらの患者の中には，机上検査では比較的良い成績を残すものの，なんとなく意識がはっきりしない印象を受ける患者が含まれている．脳損傷発症または受傷からの時間経過が短いため，そのような患者には 1～2 カ月後に再度診察し，その時点で運転再開の可否を判断するようにしている．その理由は，数カ月後の診察時には意識がはっきりして，運転再開を許可できることが多いからである．診断書作成時点で，軽度の意識障害が疑われる場合は，診断書作成時期を延期して経過観察を行い，その後，運転再開可否を判断することも重要と考えている．

2．内服薬

　脳損傷後てんかん発作を生じる患者は少なくない．また脳損傷部位や損傷範囲によっては，てんかん発作を生じていない段階から，予防的に抗てんかん薬を投与されることもある．てんかん発作を生じた患者では，2 年間運転が禁止され，発作がないことや療養状況等の観察を受けてから運転の許可が考慮される．そのため，抗てんかん薬の内服の有無を必ず確認するようにしている．てんかんの運転免許交付・更新許可の条件については，**表 1**[2)]の条件を満たしていなければならない．筆者は，予防的に抗てんかん薬を投与されている患者でも，てんかん発作を生じた患者に準じて対応している．

　また高血圧，糖尿病は脳血管疾患発症の大きなリスクファクターであり，糖尿病は低血糖発作による意識消失の危険性もあるため，適切な管理が重要である．低血糖発作による意識消失等の前兆を自覚できず，血糖の自己コントロールができない場合は，運転を許可できないが，低血糖による意識障害が予防できる場合は，運転能力があるとみなされ運転が許可される．当然，低血糖発作を生じないようにコントロールすべきであるが，同じ低血糖発作でも，運転が許可される場合と許可されない場合があることを知っているのは大切である．

3．画像所見

　脳損傷部位が基底核に限定される場合は，大きな問題はないと考えている．しかし，脳損傷が大脳皮質に及ぶ場合は，てんかん発作や視放線の損傷による視野障害を生じる危険性がある

ため注意が必要である．同名半盲等の視野障害が疑われる場合は，眼科にて視野検査を行うように勧めている．部分的な視野障害は，一眼がまったく見えなくなったわけではないため，法律的問題からはずれる．しかし，視野障害と交通事故との関連性は高い．視野障害を有すると交通事故率が高く[3]，視野障害者では正常者と比較し，交通事故率が約2倍であるという報告[4]がある．しかし，どの程度の視野の障害で事故率がどの程度上昇するという定量化された報告はないため，視野障害の程度から運転再開の可否を判断することは難しい．しかし，多くの報告から視野障害と交通事故との関連は高いと思われるため，筆者は視野障害を認める患者には運転を勧めていない．

また，大脳皮質に及ぶ病変では，てんかん発作を生じる危険性が高い．脳損傷後1年以上経過後に初発てんかん発作を生じることもまれではない．てんかん発作を生じる危険性の高い脳損傷患者でも，てんかん発作を生じていなければ，抗てんかん薬を内服していないこともあり，**表1**の条件には当てはまらない．そのため筆者は，てんかん発作を生じる危険性が高いと思われる皮質・皮質下病変や脳挫傷の患者には，運転再開の時期を遅らせるように勧めている．

4．診察所見

麻痺側や重症度，歩行能力，視機能，高次脳機能障害等さまざまな問題について判断する必要がある．筆者が運転再開の1つの目安として，利用している判断基準を参照されたい（第4章表3参照）．しかし，この判断基準も絶対ではなく，実際にはこの基準から一部外れる患者にも運転再開を許可している．

上肢機能については，右または左上肢が重度の麻痺のため廃用手であっても，非麻痺側上肢が健常であれば運転に支障はないと判断している．歩行能力は，杖や装具を用いてでも屋外歩行自立していることが必要と考えている[5〜7]．しかし，独歩であったとしても右片麻痺の患者には，注意が必要である．特に，痙縮が著明に亢進し足クローヌスを認める場合や，深部感覚の重度障害または脱失の場合は，右下肢でペダル操作を行わないように指導している．重度の深部感覚障害を有する患者では，ペダル位置やペダルの踏み込み程度がわからないため，視覚的代償を必要とする．そのため，前方への注意が低下し事故の原因となる．また長時間運転を行う場合は，右下肢特に足関節の底背屈の持久力についても注意を向けている．右下肢での安全なペダル操作が困難と判断した場合は自動車改造を行い，左下肢でペダル操作を行うように指導している．

複視を認める場合は，基本的には運転を勧めていないが，運転するのであれば片目で運転するように助言している．ただしその場合は，法律で規定されている一眼の視力が0.3に満たない，あるいは一眼が見えない場合に準じて考える．つまり，運転で使用する眼の視野が左右150度以上かつ，視力が0.7以上でなければならない．また，同名半盲等の視野障害については前述のとおり，運転再開を勧めていない．

注意障害，半側空間失認，失語症等の高次脳機能障害も運転再開に際し問題となる．注意障害や半側空間失認を認める患者に対しては，運転再開を勧めていない．しかし失語症については，軽度の障害であれば運転再開可能と考えている．失語症は，言語の理解と表出の障害程度によりさまざまなタイプがあり，おのおののタイプごとに運転可否の判断を行うのは困難である．失語症患者でも，道路標識や交通規則を理解できることは当然必要であり，さらに交通事

故等のアクシデントが生じた場合，状況説明ができる程度の能力は必要であろう．筆者は，経験上失語症患者であっても，認知症に対する簡易検査である MMSE が25点以上であることが望ましいと考えている．また高次脳機能の判断基準は暫定基準値（第5章表1）にすべての検査結果があることを目安に臨床判断を行っている．

5．医学的診断書について

自動車運転に関する医学的診断書は，脳卒中関係のほかに認知症関係，てんかん関係，不整脈関係等複数存在する．脳卒中関係の診断書は，都道府県により多少異なっているようである（図1-a～c）．東京都は，栃木県の診断書に似ているが，やや複雑である．千葉県の診断書は，脳卒中関係とてんかん関係が1枚の診断書になっている．診断書を記載する際，問題となるのは「現時点での病状についての意見」であろう．日本語の文章として理解することも困難であり，発作とは何を指しているのか，繰り返し生じているとは，障害が残存しているとは異なるのか，どの程度なら運転を控えなくてよいのか等判断が困難な場合も少なくない．

また，運転許可の判断を6カ月以内に限定しているため，失語症や高次脳機能障害等緩やかに改善する障害では，病気の発症と免許更新が近い場合に免許更新を許可すべきか判断に苦慮することもある．高次脳機能障害等により6カ月以上運転を控えることが必要となれば，いったん免許の取り消しとなる．しかし，2014（平成26）年6月1日より施行された道交法の改正により，一定の症状を呈する病気にかかっていることを理由に運転免許を取り消された者が，その後，病気の回復により運転免許の取得が可能となった場合，取り消された日から3年以内であれば学科試験および技能試験が免除となった．また，一定の症状を呈する病気にかかっていることを理由に運転免許を取り消された者が，取り消しから3年以内に次の運転免許を取得した場合，当該取り消された免許を受けていた期間および次の免許を受けていた期間が継続していたものをみなされるようになった．つまり，運転免許取り消し前が優良運転者であれば，次の運転免許も優良運転者とみなされ，免許証の有効期限も3年ではない等の法令上の優遇措置が受けられることとなった．6カ月以上運転を控えることが必要であると考えられる患者に対しては，このような法律の仕組みを説明し，理解を得てリハビリテーションを行い障害の改善に努めることが大切である．

東京都では診断書記載ガイドライン（図2）が作成され，診断書とともに医療機関に提出される機会が増加している．しかし，このガイドラインも十分とはいえない．また診断書作成にあたっての留意事項に，症状が慢性化した「見当識障害，記憶障害，判断障害，注意障害等」については，本診断書とは異なる，「認知症の診断書」（図3）により判断することとなる，と記載されている．そのため高次脳機能障害や失語症患者等では，脳卒中関連の診断書を用いてよいのか，あるいは認知症の診断書に記載すべきか困惑する．しかし，高次脳機能障害や失語症等は認知症ではないため，認知症の診断書に記載するには違和感がある．また認知症の診断書の現時点での病状の項目では，6カ月以上経過して高次脳機能障害や失語症が改善し運転免許取得可能と判断した場合，どれを選択すればよいのかわからない．そのため，筆者は警視庁運転免許本部臨時適性係にこれらの疑問を電話で問い合わせした．その結果，高次脳機能障害や失語症は脳卒中関係の診断書に記載し，血管性認知症と判断される場合は認知症の診断書に記載という回答を得た．これらのことも，医師が診断書記載を躊躇する一因になっている可能性が

【脳卒中（脳出血・くも膜下出血・脳梗塞・一過性脳虚血発作等又は脳腫瘍等）関係】

No. 15　診　断　書　（栃木県公安委員会提出用）

1 氏名　男・女
生年月日　M・T・S・H　年　月　日生（　歳）
住所

2 医学的判断
病名

総合所見（現病歴、現症状、重症度、治療経過、治療状況等）

3 現時点での病状（改善の見込み等）についての意見（※いずれかを○で囲む）
ア 脳出血・脳梗塞等により、次の障害のいずれかが繰り返し生じている。
【意識障害、見当識障害、記憶障害、判断障害、注意障害・身体の麻痺等の運動障害・視覚障害（視力障害、視野障害等）】
イ 上記アの障害が繰り返し生じているとは言えないものの、発作のおそれの観点からは、運転を控えるべきと言える。
ウ 運転を控えるべきと言えるが、6月（　月）以内に「発作のおそれの観点からは、運転を控えるべきとは言えない。」と診断できることが見込まれる。
エ 運転を控えるべきと言えるが、6月（　月）以内に、今後（　）年間は、「発作のおそれの観点からは、運転を控えるべきとは言えない。」と診断できることが見込まれる。
オ 上記アの障害が繰り返し生じているとは言えず、今後（　）年程度であれば、「発作のおそれの観点からは、運転を控えるべきとは言えない。」と診断できる。
カ 上記アからオのいずれにも該当しない。
（回復して脳梗塞等にかかっているとは言えない・脳梗塞等にかかっているが、発作のおそれの観点からは、運転を控えるべきとは言えない。等）

4 その他特記すべき事項

専門医・主治医として以上のとおり診断します。　平成　年　月　日
病院又は診療所の名称・所在地
担当診療科名
担当医師氏名　印

a

様式 6-2

診　断　書　（公安委員会提出用）
（　　）

1 氏名　男・女
生年月日　T・S・H　年　月　日生（　歳）
住所

2 医学的判断
病　名
初診日
所　見（現病歴、現在症、重症度など）

※ 平成　年　月　日に上記病気等により自動車等の運転は控えるべき状態となったが、継続治療により、平成　年　月　日の診断をもって以下の病状に回復したと認める。

3 脳卒中等　（□該当　□非該当）　※該当の場合は以下に回答願います。
現時点での症状（運転能力及び改善の見込み）についての意見
※ 主な判断基準―「発作のおそれの観点からは、運転を控えるべきとはいえない（A）」
ア 回復して脳梗塞等にかかっているとはいえない。
イ 脳梗塞等にかかっているが、発作のおそれの観点からは、運転を控えるべきとはいえない。
ウ 意識障害、見当識障害、記憶障害、判断障害、注意障害、身体の麻痺等の運動障害、視力障害、視野障害（以下単に「障害」という。）等が繰り返し生じているとはいえず、今後、（　）年程度であれば、発作のおそれの観点からは、運転を控えるべきとはいえない。
エ 障害が繰り返し生じているとはいえないものの、「(A)」とまではいえないが、6月（　月）以内に「(A)」と診断できることが見込まれる。
オ 障害が繰り返し生じているとはいえないものの、「今後（　）年程度であれば、発作のおそれの観点からは、運転を控えるべきとはいえない（B）」とはいえないが、6月（　月）以内に「(B)」と診断できることが見込まれる。
カ 障害が繰り返し生じているとはいえないものの、「(A)」とはいえない。
キ 障害が繰り返し生じている。

4 てんかん　（□該当　□非該当）　※該当の場合は以下に回答願います。
最終発作（　年　月　日）
症　状（　）
現時点での症状及び今後の見通しについての意見
ア 過去5年以上発作がなく、今後発作が起こるおそれがないと認められる。
イ 発作が過去2年以内に起こったことがなく、今後、（　）年程度であれば、発作が起こるおそれがないと認められる。
ウ 過去2年以内に発作を起こしているが、それは意識障害及び運動障害を伴わない単純部分発作に限られ、1年間の観察から判断して、今後症状の悪化のおそれがないと認められる。
エ 過去2年以内に発作を起こしているが、それは睡眠中の発作に限られ、2年間の経過観察から判断して、今後症状の悪化のおそれはないと認められる。
オ 上記ア、イ、ウ又はエとはいえないが、今後6月（　月）以内にア、イ、ウ又はエの診断ができる見込みがある。（該当事項に○→ア、イ、ウ、エ）
カ 過去2年以内に発作を起こした。
キ 今後発作を起こすおそれがある。

主治医として以上のとおり診断します。　平成　年　月　日
病院又は診療所の名称・所在地
担当診療科名
担当医師氏名　印

b

《脳卒中（脳梗塞・くも膜下出血・一過性脳虚血発作・脳動脈瘤破裂・脳腫瘍等）関係》

診　断　書　（東京都公安委員会提出用）

1 氏名　男・女
生年月日　M. T. S. H　年　月　日生（　歳）
住所

2 医学的判断
○ 病名
○ 総合所見（現病歴、現症状、重症度、治療経過、治療状況など）

3 現時点での病状（改善の見込み等）についての意見
ア 脳梗塞等の発作により、次の障害（A～C）のいずれかが繰り返し生じているため、運転を控えるべきである。
A 意識障害、見当識障害、記憶障害、判断障害、注意障害等
B 身体の麻痺等の運動障害
C 視覚障害（視力障害、視野障害等）
イ 上記アの障害が繰り返し生じているとは言えないものの、「発作のおそれの観点からは、運転を控えるべきとは言えない」(a) とは言えない。
ウ 上記アの障害が繰り返し生じているとは言えないものの、「前記 (a)」とまでは言えないが、6か月以内に「前記 (a)」と診断できることが見込まれる。
エ 上記アの障害が繰り返し生じているとは言えないものの、6か月より短期間（　か月）で、「前記 (a)」と診断できることが見込まれる。
オ 上記アの障害が繰り返し生じているとは言えないものの、「今後（　）年程度であれば、発作のおそれの観点からは、運転を控えるべきとは言えない」とは言えないが、6か月以内に「今後（　）年程度であれば、発作のおそれの観点からは、運転を控えるべきとは言えない」と診断できることが見込まれる。
カ 上記アの障害が繰り返し生じているとは言えないものの、「今後（　）年程度であれば、発作のおそれの観点からは、運転を控えるべきとは言えない」とは言えないが、6か月より短期間（　か月）で「今後（　）年程度であれば、発作のおそれの観点からは、運転を控えるべきとは言えない」と診断できることが見込まれる。
キ 上記アの障害が繰り返し生じているとは言えず、「今後（　）年程度であれば、発作のおそれの観点からは、運転を控えるべきとは言えない。
ク 上記アからカのいずれにも該当せず、運転を控えるべきとは言えない。
・回復して脳梗塞等にかかっているとは言えない。
・脳梗塞等にかかっているが、発作のおそれの観点からは、運転を控えるべきとは言えない。
・発作のおそれはないが、慢性化した運動障害がある。
・その他（　）

4 その他参考事項

専門医・主治医として以上のとおり診断します。
平成　年　月　日
病院又は診療所等の名称・所在地
担当診療科名
担当医師氏名　印

c

図 1　都道府県における診断書の違い

a は栃木県，b は千葉県，c は東京都の脳卒中関係の自動車運転に関する医学的診断書である．都道府県によって多少異なっているが，基本的に記載する内容は同じである．

図 2 診断書記載ガイドライン

第14章 臨床医の判断―医学的診断書の作成にあたって

診　断　書（都道府県公安委員会提出用）

1　氏名　　　　　　　　　　　　　男・女
生年月日
M・T・S・H　　年　　月　　日生（　　歳）
住所

2　医学的判断
病名
① アルツハイマー型認知症　　② 血管性認知症
③ 前頭側頭型認知症（ピック病）　　④ レビー小体型認知症
⑤ その他の認知症（　　　　　　）
⑥ 認知症ではないが認知機能の低下が見られ今後認知症となるおそれがある。（軽度の認知機能の低下が認められる・境界状態にある・認知症の疑いがある等）
⑦ 認知症ではない

所見（現病歴、現在症、重症度（CDR）など）

CDR＿＿＿＿＿

3　身体・精神の状態に関する検査結果（実施した検査にチェックして結果を記載）
☐ 認知機能検査、心理学的検査

☐ 臨床検査

☐ その他の検査（CT 検査等）

※　A4 版表裏印刷で使用。A4 版 2 枚の場合は要割印。A3 版 1 枚印刷も可。

4　認知機能障害等の状態（症状があるものにチェックして状態を記載）
☐ 記憶障害　　☐ 見当識障害
☐ 失認　　☐ 失行
☐ 言語の障害　　☐ 実行機能障害
☐ 視空間認知の障害　　☐ 人格・感情の障害

5　現時点での病状（改善見込み等についての意見）
※　前頁 2⑤（甲状腺機能低下症、脳腫瘍、慢性硬膜下血腫、正常圧水頭症、頭部外傷後遺症等）に該当する場合のみ記載
(1)　認知症について 6 月以内［又は 6 月より短期間（　　カ月間）］に回復する見込みがある。
(2)　認知症について 6 月以内に回復する見込みがない。
(3)　認知症について回復の見込みがない。
(4)　上記(1)から(3)のいずれにも該当しない。

6　その他参考事項

専門医・主治医として以上のとおり診断します。　平成　　年　　月　　日
病院又は診療所の名称・所在地

担当診療科名

担当医師氏名　　　　　　　　印

図 3　認知症の診断書

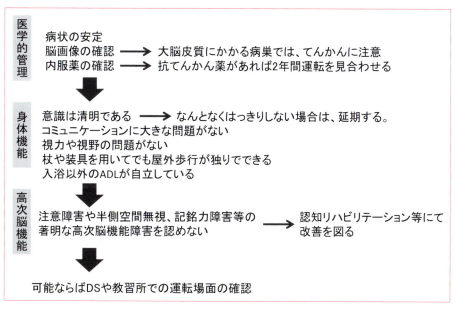

図 4　医学的診断書作成に向けた基本的流れ

ある．

　筆者の勤務する病院ではドライビングシミュレーター（DS）があり，運転再開の可否判断の1つとして利用している．しかし，さまざまな検査を行っても，医学的診断書の記載に迷う場合がある．そのような場合は，診断書の「その他特記すべき事項」に判断してほしい内容を記載している．例えば，「右片麻痺のため，急ブレーキの際，右足でペダル操作が問題なく可能か判断してください」と具体的に記載している．最後に医学的診断書作成に向けた基本的流れについて図4に示す．

まとめ

　疾病に関連した自動車事故の報道も多く，医師は運転に関する医学的診断書の記載をためらうことも多い．しかし，今後高齢ドライバーは増加し，脳損傷者の運転可否を判断する機会も増加するものと考えられる．交通事故を生じる危険性の高い場合は，運転再開を許可すべきではないが，運転ができなくなることで，経済面だけでなく買い物ができなくなるために生活が営めなくなる場合もあるため，運転不可の判断にも慎重さが求められる．どのようにしたら安全な運転を継続することができるかを，医療だけでなく，社会全体で考える時代になってきている．今後，脳損傷者の運転再開に関する明確な基準が作成され，臨床医が運転再開の可否を迷うことなく診断書に記載できる状況になることを切に望む．

● 文献

1) 橋本圭司, 他：脳血管障害者の自動車運転—医学的問題点と運転許可の指標. OTジャーナル　**36**：8-14, 2002
2) 山嵜未音, 他：実践講座　脳損傷者の自動車運転　身体および高次脳機能評価と支援. 総合リハ　**38**：755-

759，2010
3) Rubin GS, et al : A prospective, population-based study of the role of visual impairment in motor vehicle crashes among older drivers : the SEE study. Invest Ophthalmol Vis Sci **48** : 1483-1491, 2007
4) Johnson CA, et al : Incidence of visual field loss in 20,000 eyes and its relationship to driving performance. Arch Ophthalmol **101** : 371-375, 1983
5) Hills BL : Vision, visibility, and perception in driving. Perception **9** : 183-216, 1980
6) Clay OJ, et al : Cumulative meta-analysis of the relationship between useful field of view and driving performance in older adults : current and future implications. Optom Vis Sci **82** : 724-731, 2005
7) 武原　格，他：脳卒中患者の自動車運転再開についての実態調査．日交通科会誌　**9** : 51-55，2009

第15章 Q&A

Q1 脳損傷者が自動車運転を行うための流れを教えてください．

　免許未取得の障害者の場合は，運転免許センターにて障害の程度が運転可能かについて運転適性相談・検査を受け，その結果により無条件適格（条件なし），条件付き適格（安全な運転を行える範囲の免許種別や車種，構造，補装具の使用の条件），不適格（免許取得が認められない）のいずれかに判断される．無条件適格および条件付き適格においては，指定自動車教習所での教習を受け，運転免許センターにて適性検査および学科・技能試験を受検し，合格すると運転免許証が交付される．

　免許取得後に障害を生じた患者の場合も，運転免許センターにて運転適性相談・検査を受け，その結果により無条件適格（障害前と同じ条件），条件付き適格（運転補助装置の設置等），不適格のいずれかに判断される．条件付き適格では，車両改造等が行われ運転再開となる（図参照）．

（第8章「運転再開に際して求められる法的知識」参照）

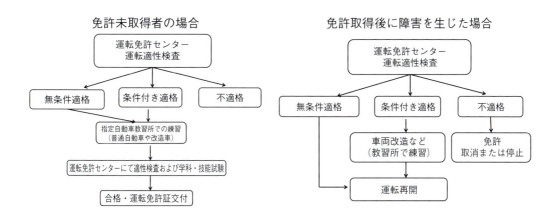

Q2 脳損傷により，運転にどのような危険が生じるのか，患者さんにどう情報提供すればよいでしょうか？

　脳損傷の部位や障害程度により，身体・高次脳機能に及ぼす影響はさまざまである．運転に影響する身体機能障害としては，麻痺や失調，右半身の感覚障害（特に位置覚），視野障害，複視，視力障害，聴覚障害等が挙げられる．また高次脳機能障害としては，失語症，失行，失認，注意障害，半側空間失認，記憶障害，知的障害等が挙げられる．そのため，患者の身体および

高次脳機能を適切に判断し,「認知・予測・判断・操作」の運転行動が適切に行えるかを検討する必要がある．多くの報告で運動機能については，運転を再開している人は，杖や装具を用いてでも屋外歩行可能である．上肢については，片手が廃用手でも運転再開は可能である．つまり麻痺の重症度については，上肢については Brunnstrom stage がⅠ～Ⅱの廃用手でも問題ないが，下肢についてはⅢ以上は必要であるということになる．

　各障害が自動車運転に及ぼす影響として，例えば，注意障害や半側空間失認，視野障害等により赤信号の見落としや，飛び出してくる自転車や人等に気づくのが遅れる等の危険性がある．また，右下肢の感覚障害によりブレーキの踏み損ねや，常に右足の位置を目で確認するため，前方不注意になりやすい等の危険性がある．このように，患者の障害ごとに想定される問題点を具体的に説明することで，患者および家族とも運転に関する理解が深まる．

　また，医学的全身管理も重要であり，高血圧や糖尿病等が適切に管理されていることが大切である．例えば，低血糖による意識消失は運転中にも生じるため，糖尿病患者では低血糖の有無を確認することは欠かせない．意識消失等の前兆を自覚できず，血糖の自己コントロールができない場合は，運転免許の取り消しとなる．反対に低血糖による意識障害が予防できる場合は，運転能力があるとみなされるので，糖尿病のコントロールは重要である．また，抗てんかん薬を内服している患者では，運転再開を検討できる時期を提示することは必要である．

　医学的病態が安定し，身体機能・高次脳機能ともに運転再開可能と思われる場合は，運転免許センターで臨時適性検査を必ず受検するように患者および家族に指導し，臨時適性検査通過後より自動車運転再開が可能であると，運転再開の流れをしっかりと説明しなければいけない．
（第4章「運転に求められる身体機能」および第14章「臨床医の判断—医学的診断書の作成にあたって」参照）

Q3　脳損傷者の引き起こした交通事故により，法律的にはどのような扱いを受けるのでしょうか？

　脳損傷者であることで，それ以外の人と区別されることはない．自動車を運転する場合には，何人も道路交通法を遵守する必要がある．この法律は，道路における危険を防止し，交通の安全と円滑を図り，そして道路交通に起因する障害の防止に資することを目的としている．

　なお，脳損傷のみならず，病気が原因で事故を起こしたからといって，その責任が免除されることはない．道路交通法第66条では，過労，病気，薬物の影響等，正常な運転ができないおそれがある状態で自動車を運転してはならないと規定されている．脳損傷者をはじめ，疾病に罹患している人は，自らの健康管理に留意する必要がある．運転免許を持っている人には，運転する際の自己責任として認識していただきたい．

（第8章「運転再開に際して求められる法的知識」参照）

Q4　全失語でも運転できますか？

　脳卒中や脳外傷後に失語症を呈する患者は多い．しかし，失語症は言語の理解と表出の障害程度によりさまざまなタイプを呈する．また，同じ失語症のタイプであっても患者ごとに重症度は異なっているため，失語のタイプだけで運転可否を簡単には判断できない．交通標識認知能力について失語症のタイプ別に検討した報告では，健忘失語が最も良好であり，全失語は不

良であったと報告がある．失語症患者でも道路標識や交通規則を理解できることは当然必要である．そのうえ，交通事故等のアクシデントを生じたときも，状況説明ができる程度の能力は必要と思われる．脳損傷患者の中には明らかな麻痺を認めない，全失語のような重度失語症のみを呈する患者がいて，通院等で自動車運転を希望することがある．しかし，道路標識や交通規則の理解や説明能力はなく，当然事故時の状況説明はできない．そのような患者では，臨時適性検査を通過することも困難であり，全失語患者の運転は勧めない．全失語でなくても，運転免許センターの臨時適性検査を通過できないと予想される，事故時に状況説明をできないと推測される失語症患者も同様に自動車運転を勧めることはできないと考えている．

(第4章「運転に求められる身体機能」参照)

Q5　聴覚障害者でも運転できますか？

脳幹部を含む脳損傷や聴神経腫瘍等で聴覚が低下する患者は少なくない．大型車両や牽引免許を除いた一種免許に必要な聴覚に関する法令上の規定は，両耳の聴力（補聴器により補われた聴力を含む）が10 mの距離で，90ホンの警音器の音が聞こえることが条件である．そのため重度の聴覚障害者は運転することができなかった．しかし，2008（平成20）年6月1日より法改正により以下の条件下で運転が可能となった．補聴器を使用しても基準に達しない場合，または補聴器を使用して基準に達した人が補聴器なしで運転したい場合は，運転免許試験場で実車による臨時適性検査で適性が確認された場合，安全教育を受け，免許の条件を変更する．ただし，この場合普通車の乗用車に限られ，ワイドミラーの装着と聴覚障害者標識の表示が義務となる．2012（平成24）年4月1日より道路交通法施行細則の一部が変更となり，普通貨物自動車の運転も可能となった．ただし，サイドミラーに取り付けた補助ミラーが必要となる．

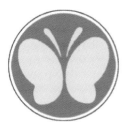

聴覚障害者標識

上記の聴覚障害者標識を表示しなかった場合は，2万円以下の罰金，反則金4,000円，違反点数1点となっている．

また，標識を表示した車に幅寄せ，割り込み等行った場合は5万円以下の罰金，反則金6,000円，違反点数1点となっている．

(第4章「運転に求められる身体機能」参照)

Q6　バス，トラック，タクシー・ハイヤー等，脳損傷者の職業運転者の運転再開基準は，普通自動車のものと異なりますか？

法律では，脳損傷者が一部の免許をとれないと明確に規定している項目はない．しかし疾病

によっては，職業運転者か否かで運転可否の目安が区別されている．運転免許の可否については，「一定の病気に係る免許の可否等の運用基準」に則っている．

　まず，てんかん患者が第一種免許を取得する場合，発作が過去2年以内に起こったことがなく，今後X年程度であれば発作が起こるおそれがないと医師に診断された場合，免許の取得を拒否されることはない．しかし，大型免許および第2種免許では，「てんかんに係る発作が，投薬なしで過去5年間なく，今後も再発のおそれがない場合を除き，適性はない」としている．したがって，てんかん患者が職業運転者となるのは，かなり厳しいことがわかる．

　また，不整脈と自動車運転について，植え込み型除細動器（ICD）を植え込んでいる人，不整脈を原因とする失神があるがICDもペースメーカーも植え込まれていない人，失神の原因が不明である人，医師から運転を控えるよう助言を受けている人では，運転を控えるべきとは言えない旨の診断書があれば，第一種免許は取得可能である．しかし，ICDを植え込んでいる人については，大型免許および第二種免許の適性はないと判断されている．

（第8章「運転再開に際して求められる法的知識」参照）

Q7　市販のかぜ薬や花粉症の薬を服用した後，運転してもよいですか？

　本文でも紹介したが，一部の薬剤を内服すると，運転に支障をきたす副作用が生じる．例えば，激しい眠気や目がチカチカすること等である．しかし，運転に支障をきたす副作用がなければ，薬剤を内服した後に運転してもかまわない．薬剤にはさまざまな種類があり，また副作用の発現程度も個々で異なる．ある薬を内服すると眠気が生じる，全身倦怠感が生じる等のことがわかっている場合は，運転を避けるべきである．自己責任として，自らにあった薬剤を選択する．なお，薬剤を内服することは原疾患を良好にコントロールするうえで必要である．内服をやめることで，かえって運転に支障をきたす症状が出現しては本末転倒である．

（第7章「薬剤と自動車運転」参照）

Q8　抗癌剤治療を受けています．運転に差し支えがありますか？

　抗癌剤にはさまざまな副作用がある．ご自身が運転に支障ないと判断される場合は，運転をしてもかまわない．しかし，嘔気，ふらつき，手のふるえなど，明らかに自動車運転に支障をきたす副作用がある場合は控える．ところで，肺癌や乳癌等の固形癌の治療に用いられるパクリタキセルをはじめ，一部の抗癌剤では溶解液にエタノールが含まれている．したがって，この薬剤を投与された場合には血液中にエタノールが入るので，運転を控えなければならない．抗癌剤治療を受けている人は，しばらく薬剤の投与を受けた後，自動車運転に影響を及ぼす副作用がないことを確認してから，自己責任のもとに運転をしていただきたい．

（第7章「薬剤と自動車運転」参照）

Q9　開業している医師として診断書を記入しなければいけないのですが，自信がありません．

　道路交通法第91条，同法施行令第38条によると，目が見えない場合，体幹機能の障害等があって腰をかけていることができない場合，四肢の全部を失った場合または四肢の用を全廃した場合，その他自動車の安全な運転に必要な認知または操作のいずれかの能力を欠く場合には，

6カ月以内の免許効力の停止または免許の取り消しとなる旨が記載されている．安全な運転に必要な認知または操作のいずれかの能力を欠くと記載されているものの，具体的な検査方法や数値の記載がないため，臨床場面において判断に苦慮しているのが現状である．疾病や外傷等で身体機能に変化を生じた場合は，運転免許センターにて適性相談や適性検査を受ける必要があり，適性検査受検に際し医師の診断書は欠かせない．運転再開の可否の決定は，運転免許センターで行われ，その判断材料の1つとして医学的診断書は用いられる．最近は診断書記載ガイドラインが作成され，診断書とともに医療機関に提出される機会が増加している．診断書は，①氏名，性別，生年月日，年齢，住所，②医学的判断：病名，総合所見（現病歴，現症状，重症度，治療経過，治療状況等），③現時点での病状（改善の見込み等）についての意見，④その他特記すべき事項で構成されている．

診断書を記載する際，問題となるのは，③の「現時点での病状についての意見」であろう．日本語の文章として理解することも困難であり，発作とは何を指しているのか，繰り返し生じているとは，障害が残存しているとは異なるのか，どの程度なら運転を控えなくてよいのか等判断が困難な場合も少なくない．筆者もさまざまな検査を行っても，診断書の記載に迷う場合がある．そのような場合は，診断書の「その他特記すべき事項」に判断してほしい内容を記載している．例えば，「右片麻痺のため，急ブレーキの際，右足でペダル操作が問題なく可能か判断してください」や「右上四分盲があり，運転に支障がないか判断してください」等と具体的に記載している．ただし，運転免許センターでは医学的問題については判断できないため，てんかん，糖尿病，不整脈等の医学的問題については，医師として責任をもって判断する必要がある．

(第14章「臨床医の判断—医学的診断書の作成にあたって」参照)

Q10　医療職が脳損傷者の自動車運転再開について情報提供をしたのち，その患者が事故を起こした場合の医療職への責任はありますか？

公安委員会にて適性検査を受検するとき診断書が必要な場合があるが，診断書はあくまでも医学的問題による運転可否のチェックにすぎない．今のところ脳損傷者の診断書を書いたことで医師が法的責任を問われた事例はない．

運転中にてんかん発作を起こしたとみられる事故を例に挙げる．てんかん患者に対して抗てんかん薬を処方した医師は，抗てんかん薬の服用を中止して自動車を運転することの危険を患者に説明して警告することはできる．抗てんかん薬は，てんかんの発作を抑える薬なので，決められた維持量と回数を服用するように指導されている．また，勝手に減量したり中止したりすると，てんかん発作を抑えられず危険が生じることがあるため，維持量や回数は守ることを説明されている．医師からこのような説明を受けた患者は，薬物の服用中止により正常な運転ができないおそれがあることを自覚して運転していたことになる．

道路交通法第66条は「何人も，前条第1項に規定する場合のほか，過労，病気，薬物の影響その他の理由により，正常な運転ができないおそれがある状態で車両等を運転してはならない」と規定している．そのため運転者には「車両等の運転をしてはならない」義務があり，自己の義務違反を他に転嫁することはできない．

しかし，医師には療養指導義務がある．医師法第23条は「医師は，診療をしたときは，本人

又はその保護者に対し，療養の方法その他保健の向上に必要な事項の指導をしなければならない．」と規定している．また，インフォームドコンセントに関して，医療法第1条の4第2項は「医師，歯科医師，薬剤師，看護師その他の医療の担い手は，医療を提供するに当たり，適切な説明を行い，医療を受ける者の理解を得るよう努めなければならない．」と規定している．医療職は，退院後の療養生活について詳細な説明や指導を行い，同意を得るように努めなければならない．当該患者について具体的に想定される疾患が存在する場合には，その危険性，緊急性，呈する症状，とるべき対応を十分に説明する必要がある．特に患者やその家族が不安を感じていたり，強い要望を持っていたりする場合は，医療側にはより慎重な対応が求められる．

医学的な側面から運転再開が望めないことを患者が受け入れない場合，医療者は医学的な側面だけではなく，交通法規の遵守に問題があるというように，法的側面から運転再開ができない理由を説明することが望ましいと考える．

(第14章「臨床医の判断―医学的診断書の作成にあたって」参照)

Q11　諸外国の脳損傷者への運転再開支援方法で，参考になるものがあれば教えてください．

英国では，事故や疾病で運転に支障が生じた場合，運転免許交付局（the Driver and Vehicle Licensing Agency：DVLA）に報告するよう法律で決められている．DVLAは審査の結果，免許証所持の是非を決定するが，取り消しにならない場合，運転能力を評価するようにアドバイスを与えることがある．その評価機関の1つとして，DVLAとは独立して，英国，スコットランド，ウェールズ，北アイルランドをカバーする17のMobility Centresがある．同センターは交通局からの資金援助を受け，運転評価として，身体機能や視覚機能，認知機能等の医学的チェックと運転の実車評価（on-road assessment）あるいはドライビングシミュレーター等による評価（off-road assessment）を行い，障害に合わせて自動車改造をも指導している．また，特に車いす利用者等に対し，乗客評価として運転手としてではなく，乗客として助手席に乗れるための評価，指導を行っている．さらに，車椅子および電動車椅子利用者に対し，公道での操作方法を指導している．また，実車運転指導を行うセンターもあり，障害者の運転指導についての経験あるインストラクター（Approved Driving Instructor）が担当している．評価結果はその日のうちに運転者にフィードバックされ，次に何をどのようにすべきかが伝えられる．DVLAから紹介された場合は，DVLAに報告書が送られる．

(第9章「諸外国の障害者運転への法的対応」参照)

Q12　高次脳機能障害により，運転に際し，具体的にどのような問題が生じますか？

詳細は第5章を参照していただきたいが，簡単にまとめると，以下の問題が部位別に生ずる．①前頭葉機能の問題：注意障害により，運転を長時間維持することができない（持続性注意障害），絶えず複数の刺激に気を配るということができない（分配性注意障害）等の問題が生じる．また，遂行機能障害により運転のプランニングが困難となり，思いもよらない状況への柔軟な対応ができなくなる．渋滞や通行止め等の事態に対し，複数の対応策を創出し選択し実行するというプロセスが困難となる．また，「推測」が困難となり，自己のスピードでは前方を横切る歩行者に衝突するのか否かの推測ができなくなることもある．さらに，運転中に起こるさまざまなストレスに対し情動のコントロールがつかなくなり，イライラしたり無謀

な振る舞いをすることもある．
②右頭頂葉機能の問題：視空間機能の障害により距離感，立体感が鈍ると，前方を走る車との位置関係がわからなくなる．半側空間無視から，車線が右にずれ対向車線を走る例もある．車庫入れも困難となる．また，地誌的障害から，市街地で自分がどこを走っているのかわからなくなることもある．
③左頭頂葉機能の問題：失行症状として，ハンドル，ブレーキ操作がわからなくなることがある．数字の概念や文字の理解が不良となると，標識を理解することが困難となる．

以上の高次脳機能障害による運転ミスは，運転速度が増すにつれ増大する．こなすべき課題が，単位時間当たりの脳の処理能力を超えてしまうからだと思われる．

(第5章「運転に求められる高次脳機能」参照)

Q13 脳損傷後の方の運転実施データはありますか？（そのうち，仕事として運転している割合もわかれば教えてください）

脳卒中後の自動車運転再開については，多くの報告で30～40％である．東京都リハビリテーション病院に2006（平成18）年4月1日～2008（平成20）年2月29日まで入院し自宅へ退院となった脳卒中患者525名（男性359名，女性166名，平均年齢62.5±12.5歳）を対象に自動車運転に関するアンケート調査を行った．脳卒中発症前に運転をしていた人は118名（男性107名，女性11名）であり，そのうち現在の運転頻度については，まったくしていない人が76名（64.4％）と最も多く，運転再開している人は42名（35.6％）であった．運転再開者は男性38名，女性4名で，平均年齢は56±10歳であった．

脳卒中発症前118名の運転頻度は，ほぼ毎日が77名と最も多く，週1～2回が22名，月1～2回が15名であった．運転目的は，複数回答で仕事が71名と最も多く，次いで買い物61名，レジャー55名であった．

運転再開者42名の脳卒中発症後の運転頻度は，週1～2回が16名と最も多く，ほぼ毎日が12名，月1～2回が10名であった．運転目的は，複数回答で買い物が33名と最も多く，次いで仕事とレジャーが14名と同数であった．その他に通勤や通院がそれぞれ8名，6名であった．脳卒中後の運転に関する変化では，ほぼ同じようにできるが24名と最も多く，車の運転に関する不安については，ときどき不安に思うが21名であり，まったく不安でないが19名であった．運転で不安に感じる理由は，運転中の病気発症が9名，身体の動きにくさが7名，とっさの判断に対する迷いが6名であった．また，運転中の集中力の持続困難を11名が訴えた．

脳卒中発症前は運転目的の1位は仕事であったが，脳卒中発症後は買い物が運転目的の1位になった．また，運転頻度も毎日から週1～2回が最も多く，買い物に出かける頻度と一致しているかもしれない．また，運転再開者の1/3は仕事に自動車を利用しており，脳卒中後でも自動車運転を必要とする復職も可能であることを示している．

(第13章-①「運転再開に向けた地域での取り組み―東京都リハビリテーション病院における取り組み」参照)

Q14 障害者が運転を練習できる施設はどこにありますか？

障害を抱えてから自動車運転を再開する場合，補助装置設置後の自動車操作や高次脳機能の

側面から不安を訴えられる方も多い．東京都では公認自動車教習所は50施設以上あるが，①施設がバリアフリー化している，②補助装置付きの教習車両がある，③自車の持ち込みが可能，④専門知識のあるスタッフがいる場所は限られている．特定非営利活動法人運転免許取得支援センター〔(JAPI) http://www.for-dab.jp/school/index.html〕は，障害を有した方々の運転免許取得に関しても支援しており，ホームページから上記の要素を含む教習所の紹介も行っている．教習所での運転練習は，運転免許試験場で行われている適性検査後，運転能力があると認められた者に対して実施している場合がほとんどである．運転免許試験場でも有料だが適性検査後必要な条件を満たしていれば練習場所を提供している場合がある．詳細は各都道府県の運転免許試験場へ問い合わせるとよいであろう．問い合わせ後，教習所や運転免許試験場にて練習が可能な場合は，施設の環境はどうか，所内・路上・出張教習等どのような教習および練習の種類があるか，条件付き適格の場合は条件に合った教習車があるか，自車の持ち込みは可能か等事前に確認するとよい．

　埼玉県公認東園自動車教習所では一般教習のほかに，厚生労働省から障害者が就職に役立つ職業訓練として運転免許を取得するために助成を受けて教習が行える「身体障害者運転能力開発訓練センター」(http://www.azumaen.or.jp/tetuzuki.html) を併設している．こちらでも事前に適性検査や公共職業安定所に求職登録が必要としており，詳細は問い合わせるとよいであろう．

　国立障害者リハビリテーションセンター自立支援局 (http://www.rehab.go.jp/TrainingCenter/japanese/newinfo/newinfo_2.html) でも自動車運転訓練を実施している．こちらも訓練対象者の条件があるため，詳細は問い合わせるとよいであろう．

(第11章「ドライビングシミュレータ (DS) による運転評価」および第12章「実車による評価と訓練」参照)

Q15　教習所に情報提供をする際の注意点は何ですか？

　療養等により自動車運転をしばらく行っていない患者が運転を再開するにあたり，教習所で練習をしてから運転を再開したいと思うことは少なくない．その際の教習所との連携方法や情報提供の内容や伝達方法は重要となる．その際にまず，患者本人に対して診療に関する情報を教習所の担当者に伝えることについての説明を行い同意を得る必要がある．

　脳損傷者が自動車運転を再開するには，自身の認知機能や身体機能が発症前とは異なることを認識し，自動車運転の注意点を理解したうえで運転様式を変化させることが必要であると考える．しかしながら，患者が自らそれらを客観的に捉えることは難しい．さらに，自動車教習所の指導員は運転技能評価の専門家ではあるが，病気や障害等の医療的知識は少なく，対象者の認知機能や身体機能の問題点を数十分の講習だけで判断するのは困難であろう．そのため，医療機関が患者の情報をあらかじめ伝えることで，指導員は運転上で生じ得る注意点や問題点を予測し評価，判断しやすくなるといえる．

　教習所との連携は，患者に書面を持たせて行ってもらう等書面のみで行うのではなく，十分な意思疎通を図るためにもできるだけ互いの顔を合わせて話をすることが望ましい．互いの専門性を理解したり，使用する用語のすり合わせ等が必要な場合もある．また，各教習所で講習内容や料金等は異なり，医療機関は事前にその情報を得て，患者や家族に説明し，納得のうえで教習所を紹介するべきである．

提供する情報としては，病気に対する注意事項や運転可否に関する主治医の意向，障害の程度とその内容等が挙げられる．さらに，本人や家族の意向や認識，実生活上の運転コースや運転目的等多くの情報を提供することで，その対象者により適した教習を実施しやすくなる．例えば，「左側の注意が低下することがあるので，重点的に評価してほしい」「難しい立地の駐車場を日々使うので，駐車を確認してください」「注意を持続して運転できるか不安があるので，少し長めに運転を評価してください」等具体的に伝えるとよいだろう．

　最後に，教習所への情報提供は個人情報であるため，本人や家族の許可をとり，その取り扱いには十分な配慮と取り決めが必要となる点は注意しなければいけない．

（第13章「運転再開に向けた地域での取り組み」参照）

付表 道路交通法・道路交通法施行令・道路交通法施行規則

道路交通法
(平成27年9月30日法律第76号)

第2節 免許の申請等
（免許の拒否等）

第90条 公安委員会は，前条第1項の運転免許試験に合格した者（当該運転免許試験に係る適性試験を受けた日から起算して，第1種免許又は第2種免許にあつては1年を，仮免許にあつては3月を経過していない者に限る。）に対し，免許を与えなければならない．ただし，次の各号のいずれかに該当する者については，政令で定める基準に従い，免許（仮免許を除く．以下この項から第12項までにおいて同じ．）を与えず，又は6月を超えない範囲内において免許を保留することができる．

1. 次に掲げる病気にかかつている者
   - イ 幻覚の症状を伴う精神病であつて政令で定めるもの
   - ロ 発作により意識障害又は運動障害をもたらす病気であつて政令で定めるもの
   - ハ イ又はロに掲げるもののほか，自動車等の安全な運転に支障を及ぼすおそれがある病気として政令で定めるもの

1の2. 介護保険法（平成9年法律第123号）第5条の2に規定する認知症（第103条第1項第1号の2において単に「認知症」という．）である者

2. アルコール，麻薬，大麻，あへん又は覚醒剤の中毒者
3. 第8項の規定による命令に違反した者
4. 自動車等の運転に関しこの法律若しくはこの法律に基づく命令の規定又はこの法律の規定に基づく処分に違反する行為（次項第1号から第4号までに規定する行為を除く．）をした者
5. 自動車等の運転者を唆してこの法律の規定に違反する行為で重大なものとして政令で定めるもの（以下この号において「重大違反」という．）をさせ，又は自動車等の運転者が重大違反をした場合において当該重大違反を助ける行為（以下「重大違反唆し等」という．）をした者
6. 道路以外の場所において自動車等をその本来の用い方に従つて用いることにより人を死傷させる行為（以下「道路外致死傷」という．）で次項第5号に規定する行為以外のものをした者
7. 第102条第6項の規定による通知を受けた者

2 前項本文の規定にかかわらず，公安委員会は，次の各号のいずれかに該当する者については，政令で定める基準に従い，免許を与えないことができる．

1. 自動車等の運転により人を死傷させ，又は建造物を損壊させる行為で故意によるものをした者
2. 自動車等の運転に関し自動車の運転により人を死傷させる行為等の処罰に関する法律（平成25年法律第86号）第2条から第4条までの罪に当たる行為をした者
3. 自動車等の運転に関し第117条の2第1号又は第3号の違反行為をした者（前2号のいずれかに該当する者を除く．）
4. 自動車等の運転に関し第117条の違反行為をした者
5. 道路外致死傷で故意によるもの又は自動車の運転により人を死傷させる行為等の処罰に関する法律第2条から第4条までの罪に当たるものをした者

3 第1項ただし書の規定は，同項第4号に該当する者が第102条の2（第107条の4の2において準用する場合を含む．第108条の2第1項及び第108条の3の2において同じ．）の規定の適用を受ける者であるときは，その者が第102条の2に規定する講習を受けないで同条の期間を経過した後でなければ，適用しない．

4　公安委員会は，第1項ただし書の規定により免許を拒否し，若しくは保留しようとするとき又は第2項の規定により免許を拒否しようとするときは，当該運転免許試験に合格した者に対し，あらかじめ，弁明をなすべき日時，場所及び当該処分をしようとする理由を通知して，当該事案について弁明及び有利な証拠の提出の機会を与えなければならない．

5　公安委員会は，免許を与えた後において，当該免許を受けた者が当該免許を受ける前に第1項第4号から第6号までのいずれかに該当していたことが判明したときは，政令で定める基準に従い，その者の免許を取り消し，又は6月を超えない範囲内で期間を定めて免許の効力を停止することができる．

6　公安委員会は，免許を与えた後において，当該免許を受けた者が当該免許を受ける前に第2項各号のいずれかに該当していたことが判明したときは，その者の免許を取り消すことができる．

7　第3項の規定は第5項の規定による処分について，第4項の規定は前2項の規定による処分について，それぞれ準用する．この場合において，第3項中「第1項ただし書」とあるのは「第5項」と，「同項第4号」とあるのは「第1項第4号」と，第4項中「第1項ただし書」とあるのは「次項」と，「第2項」とあるのは「第6項」と読み替えるものとする．

8　公安委員会は，第1項第1号から第3号までのいずれかに該当することを理由として同項ただし書の規定により免許を保留する場合において，必要があると認めるときは，当該処分の際に，その者に対し，公安委員会が指定する期日及び場所において適性検査を受け，又は公安委員会が指定する期限までに内閣府令で定める要件を満たす医師の診断書を提出すべき旨を命ずることができる．

9　公安委員会は，第1項ただし書の規定により免許の拒否（同項第3号又は第7号に該当することを理由とするものを除く．）をし，又は第5項の規定により免許を取り消したときは，政令で定める基準に従い，5年を超えない範囲内で当該処分を受けた者が免許を受けることができない期間を指定するものとする．

10　公安委員会は，第2項の規定により免許の拒否をし，又は第6項の規定により免許を取り消したときは，政令で定める基準に従い，10年を超えない範囲内で当該処分を受けた者が免許を受けることができない期間を指定するものとする．

11　第5項の規定により免許を取り消され，若しくは免許の効力の停止を受けた時又は第6項の規定により免許を取り消された時におけるその者の住所が当該処分をした公安委員会以外の公安委員会の管轄区域内にあるときは，当該処分をした公安委員会は，速やかに当該処分をした旨をその者の住所地を管轄する公安委員会に通知しなければならない．

12　公安委員会は，第1項ただし書の規定により免許の保留（同項第4号から第6号までのいずれかに該当することを理由とするものに限る．）をされ，又は第5項の規定により免許の効力の停止を受けた者が第108条の2第1項第3号に掲げる講習を終了したときは，政令で定める範囲内で，その者の免許の保留の期間又は効力の停止の期間を短縮することができる．

13　公安委員会は，仮免許の運転免許試験に合格した者が第1項第1号から第2号までのいずれかに該当するときは，同項本文の規定にかかわらず，政令で定める基準に従い，仮免許を与えないことができる．

14　第4項の規定は，前項の規定により仮免許を拒否しようとする場合について準用する．この場合において，第4項中「第1項ただし書」とあるのは，「第13項」と読み替えるものとする．

（大型免許等を受けようとする者の義務）
第90条の2　次の各号に掲げる種類の免許を受けようとする者は，それぞれ当該各号に定める講習を受けなければならない．ただし，当該講習を受ける必要がないものとして政令で定める者は，この限りでない．
　1．大型免許，中型免許又は普通免許　第108条の2第1項第4号及び第8号に掲げる講習
　2．大型二輪免許又は普通二輪免許　第108条の2第1項第5号及び第8号に掲げる講習
　3．原付免許　第108条の2第1項第6号に掲げる講習
　4．大型第2種免許，中型第2種免許又は普通第2種免許　第108条の2第1項第7号及び第8号に掲げる講習

2　公安委員会は，前項各号に掲げる種類の免許に係る運転免許試験に合格した者（同項ただし書の政令で定める者を除く．）がそれぞれ同項各号に定める講習を受けていないときは，その者に対し，免許を与えないことがで

きる．

（免許の条件）
第91条　公安委員会は，道路における危険を防止し，その他交通の安全を図るため必要があると認めるときは，必要な限度において，免許に，その免許に係る者の身体の状態又は運転の技能に応じ，その者が運転することができる自動車等の種類を限定し，その他自動車等を運転するについて必要な条件を付し，及びこれを変更することができる．
（罰則　第119条第1項第15号）

第5節　免許証の更新等
（臨時適性検査）
第102条　公安委員会は，第97条の2第1項第3号又は第5号の規定により認知機能検査を受けた者で当該認知機能検査の結果が認知機能に関し内閣府令で定める基準に該当するもの（以下この条において「基準該当者」という．）が第89条第1項の免許申請書を提出した場合において，その者が当該免許申請書を提出した日の1年前の日（その日以後に次の表の上欄に掲げる場合に該当することとなつたときは，それぞれ同表の下欄に掲げる日）から当該免許申請書を提出した日の前日までの間に，自動車等の運転に関しこの法律若しくはこの法律の規定に基づく命令の規定又はこの法律の規定に基づく処分に違反する行為のうち認知機能が低下した場合に行われやすいものとして政令で定める行為（以下この条において「基準行為」という．）をしていた者であるときは，その者が当該認知機能検査を受けた日以後に同表の上欄に掲げる場合に該当することとなつたときを除き，その者が第90条第1項第1号の2に該当する者であるかどうかにつき，臨時に適性検査を行うものとする．

一　この条（第5項を除く．）の規定による適性検査（第4項の規定によるものにあつては，その者が第103条第1項第1号の2に該当することとなつた疑いがあることを理由としたものに限る．）を受けたとき．	当該適性検査を受けた日の翌日
二　第7項ただし書の規定により診断書（その者が第103条第1項第1号の2に該当するかどうかを診断したものに限る．）を提出したとき．	当該診断書を提出した日の翌日
三　認知機能検査を受け，基準該当者に該当しないこととなつたとき．	当該認知機能検査を受けた日の翌日

2　公安委員会は，第101条の4第2項の規定により認知機能検査を受けた者で基準該当者であるものが第101条第1項の更新申請書を提出し，又は第101条の2第1項の規定による免許証の更新の申請をした場合において，その者が当該免許証に係る更新期間が満了する日の1年前の日（その日以後に前項の表の上欄に掲げる場合に該当することとなつたときは，それぞれ同表の下欄に掲げる日）から当該更新申請書を提出し，又は当該免許証の更新の申請をした日の前日までの間に，基準行為をしていた者であるときは，その者が当該認知機能検査を受けた日以後に同表の上欄に掲げる場合に該当することとなつたときを除き，その者が第103条第1項第1号の2に該当することとなつたかどうかにつき，臨時に適性検査を行うものとする．

3　公安委員会は，第97条の2第1項第3号又は第5号の規定により認知機能検査を受けた者で基準該当者であるもの（第1項に規定する者に該当する者を除く．）が第89条第1項の免許申請書を提出して免許を受けた場合において，当該免許を受けた日以後に基準行為をしたとき又は第101条の4第2項の規定により認知機能検査を受けた者で基準該当者であるもの（前項に規定する者に該当する者を除く．）が第101条第1項の更新申請書を提出し，若しくは第101条の2第1項の規定による免許証の更新の申請をした場合において，当該更新申請書を提出し，若しくは当該免許証の更新の申請をした日以後に基準行為をしたときは，次の各号のいずれかに該当する場合を除き，その者が第103条第1項第1号の2に該当することとなつたかどうかにつき，臨時に適性検査を行うものとする．

1．その者が当該認知機能検査を受けた日以後に第1項の表の上欄に掲げる場合に該当することとなつたとき．

2．その者が当該基準行為をした日以後に，第101条第1項の更新申請書を提出し，又は第101条の2第1項の規定による免許証の更新の申請をしたとき．

4　前3項に定めるもののほか，公安委員会は，運転免許試験に合格した者が第90条第1項第1号から第2号までのいずれかに該当する者であり，又は免許を受けた者が第103条第1項第1号から第3号までのいずれかに該当することとなつたと疑う理由があるときは，当該運転免許試験に合格した者又は免許を受けた者につき，臨時に適性検査を行うことが

できる．この場合において，公安委員会は第89条第1項，第101条第1項又は第101条の2第1項の規定により提出された質問票の記載内容，第101条の5の規定による報告の内容その他の事情を考慮するものとする．
5 第1項から前項までに定めるもののほか，公安委員会は，道路における危険を防止し，その他交通の安全と円滑を図るため必要があると認めるときは，政令で定めるところにより，免許を受けた者について，臨時に適性検査を行うことができる．
6 公安委員会は，第1項から前項までの規定により適性検査を行おうとするときは，あらかじめ，適性検査を行う期日，場所その他必要な事項を当該適性検査に係る者に通知しなければならない．
7 前項の規定により通知を受けた者は，通知された期日に通知された場所に出頭して適性検査を受けなければならない．ただし，第1項から第4項までの規定による適性検査に係る通知を受けた者が，当該通知された期日までに内閣府令で定める要件を満たす医師の診断書を提出した場合は，この限りでない．
8 前各項に定めるもののほか，第1項から第5項までの規定による適性検査について必要な事項は，内閣府令で定める．

道路交通法施行令
(平成28年7月15日政令第258号)

第6章　自動車及び原動機付自転車の運転免許
(免許の拒否又は保留の事由となる病気等)
第33条の2の3　法第90条第1項第1号イの政令で定める精神病は，統合失調症(自動車等の安全な運転に必要な認知，予測，判断又は操作のいずれかに係る能力を欠くこととなるおそれがある症状を呈しないものを除く.)とする．
2 法第90条第1項第1号ロの政令で定める病気は，次に掲げるとおりとする．
  1．てんかん(発作が再発するおそれがないもの，発作が再発しても意識障害及び運動障害がもたらされないもの並びに発作が睡眠中に限り再発するものを除く.)
  2．再発性の失神(脳全体の虚血により一過性の意識障害をもたらす病気であつて，発作が再発するおそれがあるものをいう.)
  3．無自覚性の低血糖症(人為的に血糖を調節することができるものを除く.)

3 法第90条第1項第1号ハの政令で定める病気は，次に掲げるとおりとする．
  1．そううつ病(そう病及びうつ病を含み，自動車等の安全な運転に必要な認知，予測，判断又は操作のいずれかに係る能力を欠くこととなるおそれがある症状を呈しないものを除く.)
  2．重度の眠気の症状を呈する睡眠障害
  3．前2号に掲げるもののほか，自動車等の安全な運転に必要な認知，予測，判断又は操作のいずれかに係る能力を欠くこととなるおそれがある症状を呈する病気
4 法第90条第1項第5号の政令で定める行為は，次に掲げるとおりとする．
  1．法第117条の2第1号又は第3号の罪に当たる行為(自動車等の運転に関し行われたものに限る.)
  2．法第117条の罪に当たる行為(自動車等の運転に関し行われたものに限る.)
  3．別表第2の一の表に定める点数が6点以上である一般違反行為

(免許証の更新の特例)
第37条の5　法第101条の2第1項の政令で定めるやむを得ない理由は，次の各号に掲げるとおりとする．
  1．病気又は負傷について療養していること．
  2．法令の規定により身体の自由を拘束されていること．
  3．社会の慣習上又は業務の遂行上やむを得ない用務が生じていること．
  4．積雪，高波その他の自然現象により交通が困難となつていること．

(臨時適性検査)
第37条の7　法第102条第1項の政令で定める行為は，自動車等の運転に関し行われた次に掲げる行為とする．
  1．法第7条(信号機の信号等に従う義務)の規定に違反する行為
  2．法第8条(通行の禁止等)第1項の規定に違反する行為
  3．法第17条(通行区分)第1項から第4項まで又は第6項の規定に違反する行為
  4．法第20条(車両通行帯)の規定に違反する行為
  5．法第25条の2(横断等の禁止)の規定に違反する行為
  6．法第26条の2(進路の変更の禁止)第2項又は第3項の規定に違反する行為

別表第2（第26条の7，第33条の2，第33条の2の3，第36条，第37条の3，第37条の8関係）
一　一般違反行為に付する基礎点数

一般違反行為の種類	点数
無免許運転，酒気帯び運転（0.25以上），過労運転等又は共同危険行為等禁止違反	25点
酒気帯び（0.25未満）速度超過（50以上）等	19点
酒気帯び（0.25未満）速度超過（30（高速40）以上50未満）等	16点
酒気帯び（0.25未満）速度超過（25以上30（高速40）未満）等	15点
酒気帯び（0.25未満）速度超過（25未満）等	14点
酒気帯び運転（0.25未満）	13点
大型自動車等無資格運転，仮免許運転違反又は速度超過（50以上）	12点
速度超過（30（高速40）以上50未満），積載物重量制限超過（大型等10割以上），無車検運行又は無保険運行	6点
速度超過（25以上30（高速40）未満），放置駐車違反（駐停車禁止場所等），積載物重量制限超過（大型等5割以上10割未満），積載物重量制限超過（普通等10割以上）又は保管場所法違反（道路使用）	3点
警察官現場指示違反，警察官通行禁止制限違反，信号無視，通行禁止違反，歩行者用道路徐行違反，通行区分違反，歩行者側方安全間隔不保持等，速度超過（20以上25未満），急ブレーキ禁止違反，法定横断等禁止違反，高速自動車国道等車間距離不保持，追越し違反，路面電車後方不停止，踏切不停止等，しゃ断踏切立入り，優先道路通行車妨害等，交差点安全進行義務違反，環状交差点通行車妨害等，環状交差点安全進行義務違反，横断歩行者等妨害等，徐行場所違反，指定場所一時不停止等，駐停車違反（駐停車禁止場所等），放置駐車違反（駐車禁止場所等），積載物重量制限超過（大型等5割未満），積載物重量制限超過（普通等5割以上10割未満），整備不良（制動装置等），安全運転義務違反，幼児等通行妨害，安全地帯徐行違反，騒音運転等，携帯電話使用等（交通の危険），消音器不備，大型自動二輪車等乗車方法違反，高速自動車国道等措置命令違反，本線車道横断等禁止違反，高速自動車国道等運転者遵守事項違反，免許条件違反，番号標示義務違反又は保管場所法違反（長時間駐車）	2点
混雑緩和措置命令違反，通行許可条件違反，通行帯違反，路線バス等優先通行帯違反，軌道敷内違反，速度超過（20未満），道路外出右左折方法違反，道路外出右左折合図車妨害，指定横断等禁止違反，車間距離不保持，進路変更禁止違反，追い付かれた車両の義務違反，乗合自動車発進妨害，割込み等，交差点右左折方法違反，交差点右左折等合図車妨害，指定通行区分違反，環状交差点右左折等方法違反，交差点優先車妨害，緊急車妨害等，駐停車違反（駐車禁止場所等），交差点等進入禁止違反，無灯火，減光等義務違反，合図不履行，合図制限違反，警音器吹鳴義務違反，乗車積載方法違反，定員外乗車，積載物重量制限超過（普通等5割未満），積載物大きさ制限超過，積載方法制限超過，転落等防止措置義務違反，転落積載物等危険防止措置義務違反，安全不確認ドア開放等，停止措置義務違反，初心運転者等保護義務違反，携帯電話使用等（保持），座席ベルト装着義務違反，幼児用補助装置使用義務違反，乗車用ヘルメット着用義務違反，初心運転者標識表示義務違反，聴覚障害者標識表示義務違反，最低速度違反，本線車道通行車妨害，本線車道緊急車妨害，本線車道出入方法違反，牽引自動車本線車道通行帯違反，故障車両表示義務違反又は仮免許練習標識表示義務違反	1点

7．法第33条（踏切の通過）第1項又は第2項の規定に違反する行為
8．法第35条（指定通行区分）第1項の規定に違反する行為
9．法第36条（交差点における他の車両等との関係等）の規定に違反する行為
10．法第37条（交差点における他の車両等との関係等）の規定に違反する行為
11．法第37条の2（環状交差点における他の車両等との関係等）の規定に違反する行為
12．法第38条（横断歩道等における歩行者等の優先）の規定に違反する行為
13．法第38条の2（横断歩道のない交差点における歩行者の優先）の規定に違反する行為
14．法第42条（徐行すべき場所）の規定に違反する行為
15．法第43条（指定場所における一時停止）の規定に違反する行為

2　法第102条第5項に規定する適性検査は，次に掲げる場合に行うものとする．
　1．免許を受けた者から適性検査を受けたい旨の申出があつた場合において，その申出に理由があると認められるとき．
　2．免許を受けた者が違反行為をし，又は自動車等の運転により交通事故を起こした場合において，その者が自動車等の運転について必要な適性を備えていないおそれがあると認められるとき．

（免許の取消し又は停止及び免許の欠格期間の指定の基準）
第38条　免許を受けた者が法第103条第1項第

別表第3

一 一般違反行為をしたことを理由として処分を行おうとする場合における当該一般違反行為に係る累積点数の区分

第1欄	第2欄	第3欄	第4欄	第5欄	第6欄	第7欄
前歴がない者	45点以上	40点から44点まで	35点から39点まで	25点から34点まで	15点から24点まで	6点から14点まで
前歴が1回である者	40点以上	35点から39点まで	30点から34点まで	20点から29点まで	10点から19点まで	4点から9点まで
前歴が2回である者	35点以上	30点から34点まで	25点から29点まで	15点から24点まで	5点から14点まで	2点から4点まで
前歴が3回以上である者	30点以上	25点から29点まで	20点から24点まで	10点から19点まで	4点から9点まで	2点又は3点

二 特定違反行為をしたことを理由として処分を行おうとする場合における当該特定違反行為に係る累積点数の区分

第1欄	第2欄	第3欄	第4欄	第5欄	第6欄	第7欄	第8欄	第9欄
前歴がない者	70点以上	65点から69点まで	60点から64点まで	55点から59点まで	50点から54点まで	45点から49点まで	40点から44点まで	35点から39点まで
前歴が1回である者	65点以上	60点から64点まで	55点から59点まで	50点から54点まで	45点から49点まで	40点から44点まで	35点から39点まで	
前歴が2回である者	60点以上	55点から59点まで	50点から54点まで	45点から49点まで	40点から44点まで	35点から39点まで		
前歴が3回以上である者	55点以上	50点から54点まで	45点から49点まで	40点から44点まで	35点から39点まで			

1号又は第1号の2に該当することとなつた場合についての同項の政令で定める基準は，次に掲げるとおりとする．
  1．法第103条第1項第1号又は第1号の2に該当することとなつた場合（次号の場合を除く．）には，免許を取り消すものとする．
  2．6月以内に法第103条第1項第1号イからハまでに掲げる病気にかかつている者又は同項第1号の2に規定する認知症である者に該当しないこととなる見込みがある場合には，免許の効力を停止するものとする．
2 免許を受けた者が法第103条第1項第2号に該当することとなつた場合についての同項の政令で定める基準は，次に掲げるとおりとする．
  1．法第103条第1項第2号に該当することとなつた場合（次号の場合を除く．）には，免許を取り消すものとする．
  2．次条第4項第3号に掲げる身体の障害が生じているが，法第91条の規定により条件を付し，又はこれを変更することにより，6月以内に当該障害が自動車等の安全な運転に支障を及ぼすおそれがなくなる見込みがある場合には，免許の効力を停止するものとする．
3 免許を受けた者が法第103条第1項第3号に該当することとなつた場合についての同項の政令で定める基準は，次に掲げるとおりとする．
  1．法第103条第1項第3号に該当することとなつた場合（次号の場合を除く．）には，免許を取り消すものとする．
  2．6月以内に法第103条第1項第3号の中毒者に該当しないこととなる見込みがある場合には，免許の効力を停止するものとする．
4 免許を受けた者が法第103条第1項第4号に該当することとなつた場合についての同項の政令で定める基準は，次に掲げるとおりとする．
  1．法第103条第1項第4号に該当することを理由として同項本文の規定により免許の効力を停止された者が重ねて同号に該当した場合には，同条第6項の規定による命令に違反したことについてやむを得ない理由がある場合を除き，免許を取り消すものとする．
  2．法第103条第1項第4号に該当する場合（前号に該当する場合を除く．）には，免許の効力を停止するものとする．
5 免許を受けた者が法第103条第1項第5号から第8号までのいずれかに該当することとなつた場合についての同項の政令で定める基準

別表第4
1．重大違反唆し等で第33条の2の3第4項第1号又は第2号に掲げる行為に係るもの
2．重大違反唆し等で別表第2の1の表に定める点数が25点である一般違反行為に係るもの
3．重大違反唆し等で別表第2の1の表に定める点数が15点から23点までである一般違反行為に係るもの，人の死亡に係る道路外致死傷（別表第5第1号に掲げるものを除く．）又は人の傷害に係る道路外致死傷（治療期間が3月以上であるもの又は後遺障害が存するものに限る．）で専ら当該行為をした者の不注意によるもの
4．重大違反唆し等で別表第2の1の表に定める点数が6点から14点までである一般違反行為に係るもの又は人の傷害（治療期間が15日以上であるもの又は後遺障害が存するものに限る．）に係る道路外致死傷（前号及び別表第5第2号から第4号までに掲げるものを除く．）

は，次に掲げるとおりとする．
1．次のいずれかに該当するときは，免許を取り消すものとする．
　イ　一般違反行為をした場合において，当該一般違反行為に係る累積点数が，別表第3の一の表の第1欄に掲げる区分に応じそれぞれ同表の第2欄，第3欄，第4欄，第5欄又は第6欄に掲げる点数に該当したとき．
　ロ　別表第4第1号から第3号までに掲げる行為をしたとき．
2．次のいずれかに該当するときは，免許の効力を停止するものとする．
　イ　一般違反行為をした場合において，当該一般違反行為に係る累積点数が，別表第3の一の表の第1欄に掲げる区分に応じそれぞれ同表の第7欄に掲げる点数に該当したとき．
　ロ　別表第4第4号に掲げる行為をしたとき．
　ハ　法第103条第1項第8号に該当することとなつたとき．
6　法第103条第7項の政令で定める基準は，次に掲げるとおりとする．
　1．第1項第1号，第2項第1号又は第3項第1号に該当して免許を取り消したときは，1年の期間とする．
　2．一般違反行為をしたことを理由として免許を取り消したとき（次号に該当する場合を除く．）は，次に掲げる区分に応じ，それぞれ次に定める期間とする．
　　イ　当該一般違反行為に係る累積点数が別表第3の一の表の第1欄に掲げる区分に応じそれぞれ同表の第2欄に掲げる点数に該当した場合　5年
　　ロ　当該一般違反行為に係る累積点数が別表第3の一の表の第1欄に掲げる区分に応じそれぞれ同表の第3欄に掲げる点数に該当した場合　4年
　　ハ　当該一般違反行為に係る累積点数が別表第3の一の表の第1欄に掲げる区分に応じそれぞれ同表の第4欄に掲げる点数に該当した場合　3年
　　ニ　当該一般違反行為に係る累積点数が別表第3の一の表の第1欄に掲げる区分に応じそれぞれ同表の第5欄に掲げる点数に該当した場合　2年
　　ホ　当該一般違反行為に係る累積点数が別表第3の一の表の第1欄に掲げる区分に応じそれぞれ同表の第6欄に掲げる点数に該当した場合　1年
　3．一般違反行為をしたことを理由として免許を取り消された者が免許取消歴等保有者であり，かつ，当該一般違反行為が法第90条第9項若しくは第10項若しくは法第103条第7項若しくは第8項の規定又は法第107条の5第1項若しくは第2項の規定により指定され又は定められた期間が満了した日から5年を経過する日までの間（以下この項及び次項において「特定期間」という．）にされたものであるときは，次に掲げる区分に応じ，それぞれ次に定める期間とする．
　　イ　当該一般違反行為に係る累積点数が別表第3の一の表の第1欄に掲げる区分に応じそれぞれ同表の第2欄，第3欄又は第4欄に掲げる点数に該当した場合　5年
　　ロ　当該一般違反行為に係る累積点数が別表第3の一の表の第1欄に掲げる区分に応じそれぞれ同表の第5欄に掲げる点数に該当した場合　4年
　　ハ　当該一般違反行為に係る累積点数が別表第3の一の表の第1欄に掲げる区分に応じそれぞれ同表の第6欄に掲げる点数に該当した場合　3年
　4．重大違反唆し等又は道路外致死傷で法第103条第2項第5号に規定する行為以外のものをしたことを理由として免許を取り消したとき（次号に該当する場合を除く．）は，次に掲げる区分に応じ，それぞれ次に定め

別表第5
1. 人の死亡に係る道路外致死傷で故意（人の傷害に係るものを含む.）によるもの又は自動車の運転により人を死傷させる行為等の処罰に関する法律第2条から第4条までの罪に当たるもの
2. 人の傷害（治療期間が3月以上であるもの又は後遺障害が存するものに限る.）に係る道路外致死傷で故意（人の殺害に係るものを含む. 以下この表において同じ.）によるもの又は自動車の運転により人を死傷させる行為等の処罰に関する法律第2条から第4条までの罪に当たるもの
3. 人の傷害（治療期間が30日以上3月未満であるものに限り，後遺障害が存するものを除く.）に係る道路外致死傷で故意によるもの又は自動車の運転により人を死傷させる行為等の処罰に関する法律第2条から第4条までの罪に当たるもの
4. 人の傷害（治療期間が30日未満であるものに限り，後遺障害が存するものを除く.）に係る道路外致死傷で故意によるもの又は自動車の運転により人を死傷させる行為等の処罰に関する法律第2条から第4条までの罪に当たるもの

る期間とする.
　イ　当該行為が別表第4第1号に掲げるものである場合　3年
　ロ　当該行為が別表第4第2号に掲げるものである場合　2年
　ハ　当該行為が別表第4第3号に掲げるものである場合　1年
5. 重大違反唆し等又は道路外致死傷で法第103条第2項第5号に規定する行為以外のものをしたことを理由として免許を取り消された者が免許取消歴等保有者であり，かつ，当該行為が特定期間内にされたものであるときは，次に掲げる区分に応じ，それぞれ次に定める期間とする.
　イ　当該行為が別表第4第1号に掲げるものである場合　5年
　ロ　当該行為が別表第4第2号に掲げるものである場合　4年
　ハ　当該行為が別表第4第3号に掲げるものである場合　3年
7　法第103条第8項の政令で定める基準は，次に掲げるとおりとする.
　1. 特定違反行為をしたことを理由として免許を取り消したとき（次号に該当する場合を除く.）は，次に掲げる区分に応じ，それぞれ次に定める期間とする.
　　イ　当該特定違反行為に係る累積点数が別表第3の二の表の第1欄に掲げる区分に応じそれぞれ同表の第2欄に掲げる点数に該当した場合　10年
　　ロ　当該特定違反行為に係る累積点数が別表第3の二の表の第1欄に掲げる区分に応じそれぞれ同表の第3欄に掲げる点数に該当した場合　9年
　　ハ　当該特定違反行為に係る累積点数が別表第3の二の表の第1欄に掲げる区分に応じそれぞれ同表の第4欄に掲げる点数に該当した場合　8年
　　ニ　当該特定違反行為に係る累積点数が別表第3の二の表の第1欄に掲げる区分に応じそれぞれ同表の第5欄に掲げる点数に該当した場合　7年
　　ホ　当該特定違反行為に係る累積点数が別表第3の二の表の第1欄に掲げる区分に応じそれぞれ同表の第6欄に掲げる点数に該当した場合　6年
　　ヘ　当該特定違反行為に係る累積点数が別表第3の二の表の第1欄に掲げる区分に応じそれぞれ同表の第7欄に掲げる点数に該当した場合　5年
　　ト　当該特定違反行為に係る累積点数が別表第3の二の表の第1欄に掲げる区分に応じそれぞれ同表の第8欄に掲げる点数に該当した場合　4年
　　チ　当該特定違反行為に係る累積点数が別表第3の二の表前歴がない者の項の第9欄に掲げる点数に該当した場合　3年
　2. 特定違反行為をしたことを理由として免許を取り消された者が免許取消歴等保有者であり，かつ，当該特定違反行為が特定期間内にされたものであるときは，次に掲げる区分に応じ，それぞれ次に定める期間とする.
　　イ　当該特定違反行為に係る累積点数が別表第3の二の表の第1欄に掲げる区分に応じそれぞれ同表の第2欄，第3欄又は第4欄に掲げる点数に該当した場合　10年
　　ロ　当該特定違反行為に係る累積点数が別表第3の二の表の第1欄に掲げる区分に応じそれぞれ同表の第5欄に掲げる点数に該当した場合　9年
　　ハ　当該特定違反行為に係る累積点数が別表第3の二の表の第1欄に掲げる区分に応じそれぞれ同表の第6欄に掲げる点数に該当した場合　8年
　　ニ　当該特定違反行為に係る累積点数が別表

第3の二の表の第1欄に掲げる区分に応じそれぞれ同表の第7欄に掲げる点数に該当した場合　7年
　ホ　当該特定違反行為に係る累積点数が別表第3の二の表の第1欄に掲げる区分に応じそれぞれ同表の第8欄に掲げる点数に該当した場合　6年
　ヘ　当該特定違反行為に係る累積点数が別表第3の二の表前歴がない者の項の第9欄に掲げる点数に該当した場合　5年
3．法第103条第2項第5号に規定する行為をしたことを理由として免許を取り消したとき（次号に該当する場合を除く．）は，次に掲げる区分に応じ，それぞれ次に定める期間とする．
　イ　当該行為が別表第5第1号に掲げるものである場合　8年
　ロ　当該行為が別表第5第2号に掲げるものである場合　7年
　ハ　当該行為が別表第5第3号に掲げるものである場合　6年
　ニ　当該行為が別表第5第4号に掲げるものである場合　5年
4．法第103条第2項第5号に規定する行為をしたことを理由として免許を取り消された者が免許取消歴等保有者であり，かつ，当該行為が特定期間内にされたものであるときは，次に掲げる区分に応じ，それぞれ次に定める期間とする．
　イ　当該行為が別表第5第1号に掲げるものである場合　10年
　ロ　当該行為が別表第5第2号に掲げるものである場合　9年
　ハ　当該行為が別表第5第3号に掲げるものである場合　8年
　ニ　当該行為が別表第5第4号に掲げるものである場合　7年

（免許の取消し又は停止の事由となる病気等）
第38条の2　法第103条第1項第1号イの政令で定める精神病は，第33条の2の3第1項に規定するものとする．
2　法第103条第1項第1号ロの政令で定める病気は，第33条の2の3第2項各号に掲げるものとする．
3　法第103条第1項第1号ハの政令で定める病気は，第33条の2の3第3項各号に掲げるものとする．
4　法第103条第1項第2号の政令で定める身体の障害は，次に掲げるとおりとする．

1．体幹の機能に障害があつて腰をかけていることができないもの
2．四肢の全部を失つたもの又は四肢の用を全廃したもの
3．前2号に掲げるもののほか，自動車等の安全な運転に必要な認知又は操作のいずれかに係る能力を欠くこととなるもの（法第91条の規定により条件を付し，又はこれを変更することにより，その能力が回復することが明らかであるものを除く．）

道路交通法施行規則
（平成28年7月15日内閣府令第49号）

第五章　運転免許及び運転免許試験
（臨時適性検査）
第二十九条の三　法第102条第1項の内閣府令で定める基準は，次の式により算出した数値が49未満であることとする．

$$1.15 \times A + 1.94 \times B + 2.97 \times C$$

（この式において，A，B及びCは，それぞれ次の数値を表すものとする．
　A　第26条の3第1号に掲げる方法により記述された事項についての次に掲げる数値の総和
　　一　認知機能検査を行つた時の年が記述されている場合には，五
　　二　認知機能検査を行つた時の月が記述されている場合には，四
　　三　認知機能検査を行つた時の日が記述されている場合には，三
　　四　認知機能検査を行つた時の曜日が記述されている場合には，二
　　五　記述された時刻と認知機能検査を行つた時の時刻との差に相当する分数が30未満の場合には，一
　B　第26条の3第2号に掲げる方法により名称が記述された物について，次に定めるところにより算出した数値の総和
　　一　一定の時間が経過した後において分類を再び示す前に名称が正しく記述された物の数に二を乗じて得た数値
　　二　一定の時間が経過した後において分類を再び示す前に名称が正しく記述されなかつた物のうち，分類を再び示した後に名称が正しく記述されたものの数に一を乗じて得た数値
　C　第26条の3第3号に掲げる方法により描

かれた図画についての次に掲げる数値の総和
一　一から十二までの数字が描かれている場合には，一（一から十二までの数字以外の数字が描かれている場合を除く.）
二　数字が数の順に時計回りに描かれている場合には，一
三　一から十二までの各々の数字についてその描かれている位置が正しい場合には，一
四　二の針が描かれている場合には，一
五　指示された時が表示されている場合には，一
六　指示された分が表示されている場合には，一
七　指示された時及び分が表示されている場合であつて，時針が分針よりも短く描かれているときには，一）

2　免許試験に合格した者が法第90条第1項第1号から第2号までのいずれかに該当する者であり，又は免許を受けた者が法第103条第1項第1号から第3号までのいずれかに該当することとなつたと疑う理由がある場合における法第102条第1項から第4項までに規定する適性検査は，これらの規定に規定する処分の要件に関し専門的な知識を有すると公安委員会が認める医師の診断により，行うものとする．

3　第23条の規定は，法第102条第5項に規定する適性検査について準用する．この場合において，第23条第1項の表聴力の項中「普通免許及び普通自動車仮免許（以下「普通仮免許」という．）」とあるのは「普通自動車対応免許（法第71条の5第2項の普通自動車対応免許をいう．）」と，同表運動能力の項中「付す」とあるのは「付し，又はこれを変更する」と読み替えるものとする．

4　法第102条第7項の内閣府令で定める要件は，同条第6項の規定により通知を受けた者のその理由とされる事由に係る主治の医師が作成した診断書であつて，免許試験に合格した者が法第90条第1項第1号から第2号までに該当する者でなく，又は免許を受けた者が法第103条第1項第1号から第3号までに該当しないと認められるかどうかに関する当該医師の意見が記載されているものであることとする．

欧文索引

A
ADL　22

B
Barthel Index（BI）　23
Brunnstrom Stage　23

C
Clinical Dementia Rating（CDR）　30

D
Decade of Action for Road Safety　18
Determining Medical Fitness to Operate Motor Vehicles　58
Driver & Vehicle Licensing Agency（DVLA）　57
DS　2,29

F
Functional Independence Measure（FIM）　23

G
Gennarelli TA　9

M
mRS　7

P
Physician's Guide to Assessing and Counseling Older Drivers　58
Product Liability（PL）　73

S
SDLP　80
Stroke Driver's Screening Assessment（SDSA）　126
Supervisitory Attentional Control（SAC）　29

T
the Driver and Vehicle Licensing Agency（DVLA）　142
Trail Making Test（TMT）　30

和文索引

あ
アルコール依存症　63
アレルギー性疾患　36
アレルギー性鼻炎　46
安全基準　73

い
医学的診断書　128,131
意識消失発作　60
医師の任意通報制度について　53
一過性の意識消失　36
一定の病気に係る免許の可否等の運用基準　21,52
医療用医薬品集　45

う
運転基礎感覚評価表　88
運転訓練　90
運転再開　56,94,108,117
運転シミュレーターに係る型式認定制度の運用について　77
運転適性検査　137
運転適性相談　49,137
運転評価　84,85
運転補助装置　66,67
運転免許　17
運転免許交付局　57
運転免許センター　4,24,49,137
運動障害　92

え
英国　57

お
欧州連合　57

か
外傷性頚部症候群　15
改造車両　66
開頭術　61
開頭術例　60
ガイドブック　97
学習障害　63
画像所見　129
家族教室　97〜99
眼症状　44
冠動脈大動脈バイパス移植術後　61

き
記憶障害　8,92
器質性精神障害　63
記銘力障害　1
急性冠動脈症候群　61
教習所　4,92,101
教習の課程の指定に関する規則　77
狭心症　61
筋弛緩薬　44

く
くも膜下出血　7
グラスゴー・コーマ・スケール　10

け
経済損失　17
警察庁方式CRT運転適性検査　86

警察庁方式運転適性検査K-2　86
血圧低下　44
血糖低下　44
言語障害　8
見当識障害　8

抗アレルギー薬　43
公安委員会　48,94
抗うつ薬　43
抗癌剤　44
高血圧　35,62,129
高血圧性脳出血　7
高次脳機能　2,27
高次脳機能障害　4,7
高次脳機能障害者　111
講習予備検査　1,27,49
更新システム　49
向精神薬　43
交通安全基本計画　14
交通事故の発生状況　13
行動障害　63
抗パーキンソン病薬　44
抗ヒスタミン薬　43
高齢運転者　39
高齢者講習　1,77
高齢者講習用運転操作検査器の基準
　　等　78
呼吸障害　64
国際比較　19

し

シートベルト　15
視覚　86
視覚障害　63
視機能　51
視空間認知障害　8
実刑判決　46
失語症　7,23,92,130
実車　29,84,87
実車評価　119,121,122,126
失神　36,38
指定自動車教習所　48
自動車運転再開　24
自動車運転評価表　120
自動車運転免許制度　48
自動車損害賠償責任保険　17
市販薬　45
視野障害　21,24,130
重症度　9
条件付き運転可能　122
職業運転者　34
助成制度　75
神経心理学的検査　29,93,117
人口動態統計　13

診察所見　130
腎障害　64
身体機能　2,51
身体機能障害　21
身体障害者用車両　1
診断書　53
　　——記載ガイドライン　131
　　——作成時期　129
心不全　62

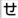

遂行機能障害　1,91
睡眠時無呼吸症候群　37
睡眠障害　37,38

生活習慣　35,39
精神疾患　62
精神障害　38
製造物責任　73
世界保健機関　18

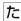

そううつ病　38

体調変化　33,34

ち

チャイルドシート　15
注意障害　1,91,130
聴覚機能　51
聴覚障害　22,64

て

低血糖　35,129
　　——症　38
　　——発作　44
てんかん　37,38,60
テント上腫瘍　61
添付文書　45

と

統合失調症　38,63
糖尿病　35,62,129
頭部外傷データバンク　11
同名半盲　130
道路運送車両の保安基準　73
道路交通法　15,21,33
　　——施行規則　76

突然死　34
突発性睡眠　44
ドライビングシミュレーター　2,76

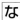

内服薬　129
ナルコレプシー　60

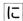

二重課題　31
二種免許　22
日本版 modified Rankin Scale　7
認知機能検査　49
認知症　30,38,63

年齢　24,64

脳外傷　61
　　——者　8
脳血管疾患　129
脳血管障害　6,60
脳梗塞　7
脳深部刺激療法後　61
脳卒中　6,38

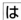

パーキンソン病　60
半側空間失認　130
半側空間無視　8

ひ

非ベンゾジアゼピン系の睡眠薬　43

副作用　42
福祉車両　72
服薬指導　46
不整脈　38,62

米国　58
ペースメーカー留置術後　62
ベンゾジアゼピン系　43

法的知識　48

索引　157

保有車両 17

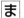

慢性神経疾患 60

右半側空間無視 28

無自覚 36

むちうち症 15

免許センター 73

薬剤 33,42
薬物・アルコール依存症 63

り

臨時適性検査 2,22
臨床的認知症尺度 30

ワーキングメモリー 28

脳卒中・脳外傷者のための自動車運転　第 2 版

発　　行	2013年 6 月 5 日　　第 1 版第 1 刷
	2015年 2 月20日　　第 1 版第 2 刷
	2016年10月10日　　第 2 版第 1 刷
	2019年 6 月 5 日　　第 2 版第 2 刷Ⓒ

監　修　林　　泰史・米本　恭三
　　　　（はやし　やすふみ）（よねもときょうぞう）

編　集　武原　格・一杉正仁・渡邉　修
　　　　（たけはら いたる）（ひとすぎまさひと）（わたなべ しゅう）

発行者　青山　智

発行所　株式会社 三輪書店
　　　　〒113-0033　東京都文京区本郷6-17-9　本郷綱ビル
　　　　☎03-3816-7796　FAX 03-3816-7756
　　　　http://www.miwapubl.com

装　丁　臼井弘志（公和図書株式会社デザイン室）

印刷所　三報社印刷株式会社

本書の内容の無断複写・複製・転載は，著作権・出版権の侵害となることがありますのでご注意ください．

ISBN978-4-89590-578-7　C3047

JCOPY ＜出版者著作権管理機構 委託出版物＞

本書の無断複製は著作権法上での例外を除き禁じられています．複製される場合は，そのつど事前に，出版者著作権管理機構（電話 03-5244-5088，FAX 03-5244-5089，e-mail：info@jcopy.or.jp）の許諾を得てください．

■ 現代臨床現場で必須の、疾病と自動車運転において押さえておくべき事項を網羅！

臨床医のための 疾病と自動車運転

好評

編著　**一杉 正仁**
（滋賀医科大学社会医学講座法医学部門 教授）

武原 格
（東京都リハビリテーション病院リハビリテーション 部長）

　2014年6月1日、2017年3月12日施行の改正道路交通法により、医師が自動車運転に関する診断書を記載する機会が増加している。本書は臨床医に向けて、日常診療に必要なさまざまな疾患と自動車運転について、総論では疾患管理の重要性や診断書記載、また免許制度についてまとめ、各論では①疾病の基礎知識、②疾病のリスクと運転との関連性や運転の可否について、③患者さんへの対応を中心に必要事項に絞りわかりやすくまとめられている。多忙な臨床医必携の1冊！

■ 主な内容 ■

第Ⅰ章　総論
- Ⅰ-1　疾患管理の重要性
- Ⅰ-2　診断書記載について
- Ⅰ-3　病気に係る運転免許制度について

第Ⅱ章　各論
- Ⅱ-1　認知機能障害
- Ⅱ-2　統合失調症・躁うつ病などの精神疾患
- Ⅱ-3　てんかん
- Ⅱ-4　脳血管疾患
- Ⅱ-5　神経変性疾患
- Ⅱ-6　高次脳機能障害
- Ⅱ-7　切断・運動器障害
- Ⅱ-8　変形性頚髄症
- Ⅱ-9　心疾患
- Ⅱ-10　糖尿病
- Ⅱ-11　意識障害
- Ⅱ-12　睡眠障害
- Ⅱ-13　がん
- Ⅱ-14　眼疾患（緑内障など）
- Ⅱ-15　妊娠
- Ⅱ-16　薬剤

● 定価（本体 3,800 円＋税）　B5　166頁　2018年　ISBN 978-4-89590-618-0

お求めの三輪書店の出版物が小売書店にない場合は，その書店にご注文ください．お急ぎの場合は直接小社に．

三輪書店　〒113-0033 東京都文京区本郷6-17-9 本郷綱ビル
編集☎03-3816-7796　FAX 03-3816-7756　販売☎03-6801-8357　FAX 03-6801-8352
ホームページ：https://www.miwapubl.com

■ 治療や支援で脳のどこが良くなったの？と患者さんや家族に尋ねられたら、答えられますか？

コメディカルのための邪道な脳画像診断養成講座 【新刊】

原　作　粳間　剛（高次脳機能障害支援ネット理事）
まんが　仙道ますみ（漫画家）

本講座の目標は、
- 脳の異常所見は画像でどのように見えるのか、
- それぞれの脳疾患により、どのように正常な脳は減るのか、
- 罹患後の患者さんに、正常な脳がどれくらい残っているのか、

をCT・MRI脳画像で理解・評価できるようになることです。

　脳画像上で正常な脳の量を見積もれるようになれば、患者さんのADLや自己管理能力、社会復帰のための潜在能力をアセスメントできるようになります。

【本書の特長】
★ 漫画中心で解説されているから、楽しく学べる！
★ 各年代別の正常CT・MRI画像を掲載！

臨床で持ち歩いて患者さんの脳画像と比べてみよう！

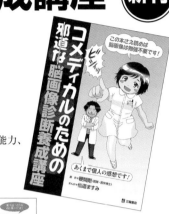
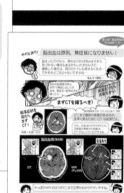
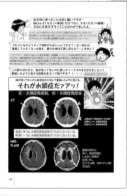

■主な内容

本編
養成講座第1回　量の原理とはッ！
養成講座第2回　MRIの白と黒ッ！
養成講座第3回　CTの白と黒ッ！
養成講座第4回　認知症の白と黒ッ！
養成講座第5回　脳血管障害①梗塞編！
養成講座第6回　脳血管障害②出血編！
養成講座第7回　脳血管障害③くも膜下出血編！
養成講座第8回　脳外傷の白と黒ッ！
養成講座第9回　脳腫瘍の白と黒ッ！
養成講座第10回　水頭症と脳ヘルニアの白と黒ッ！
養成講座第11回　Treatable dementia とアイウエオチップスッ！
養成講座第12回　CT/MRIで白黒つかないモノ！:(非器質性)精神疾患編

特別編
養成講座第1.5回　量の原理の補足ッ！
養成講座第2.5回　正常MRIの白と黒ッ！
養成講座第3.5回　正常CTの白と黒ッ！
養成講座第5.5回　MRI―DWIの白と黒ッ！
養成講座第7.5回　MRAの白と黒ッ！
養成講座第8.5回　MRI T2*強調画像とSWIの白と黒ッ！

疾患各論編
脳外傷と量の原理、その事例
認知症と量の原理、その事例(変性疾患例)
脳血管性認知症と量の原理、その事例
脳梗塞・脳出血(巣症状型)と量の原理、その事例
脳腫瘍と量の原理、その事例
低酸素性脳症と量の原理、その事例
量の原理が使えない事例①くも膜下出血・水頭症・脳ヘルニアなどの圧損傷例
量の原理が使えない事例②精神疾患

● 定価（本体 1,800円+税）　B5　100頁　2016年　ISBN 978-4-89590-567-1

お求めの三輪書店の出版物が小売書店にない場合は，その書店にご注文ください．お急ぎの場合は直接小社に．

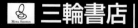 **三輪書店**　〒113-0033 東京都文京区本郷6-17-9 本郷綱ビル
編集 ☎03-3816-7796　FAX 03-3816-7756　販売 ☎03-6801-8357　FAX 03-6801-8352
ホームページ：https://www.miwapubl.com

■ 作業療法士として、これだけは知っておきたい！解剖・運動学に基づいた ROM 治療

臨床OT ROM治療
運動・解剖学の基本的理解から介入ポイント・実技・症例への展開

編集　山本 伸一

　関節可動域（以下 ROM）への介入は、今も変わらず作業療法の臨床で行われている治療である。ROM治療は、関節の可動域の問題だけを解消するのではない。それにまつわる感覚-知覚運動、活動範囲や精神的波及などまで影響があり、見過ごしてはならないアプローチのひとつである。しかしながら、それに対して特化した作業療法の書籍はまだ存在していない。本書は、これらの介入に対する指針を示すことを目的に、基本的知識から実技までを解説した作業療法士必携の1冊。

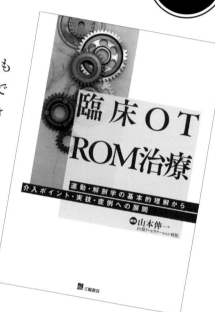

■ 主な内容 ■

序文

第Ⅰ部　総論
解剖・運動学に基づいた ROM 治療とは

第Ⅱ部　上肢・体幹の構造と ROM 治療
1. 肩甲帯-肩関節
2. 肩関節
3. 肘関節
4. 手関節
5. 手
6. 体幹（骨盤周辺）

第Ⅲ部　下肢の構造と ROM 治療
1. 股関節
2. 膝関節
3. 足関節

第Ⅳ部　症例報告 ─ 疾患別 ROM 治療の実践
1. 上腕骨骨折
2. 橈骨遠位端骨折
3. 拘縮肩
4. 脳血管障害 - 上肢（肩甲帯）
5. 脳血管障害 - 上肢（手）
6. 脳血管障害 - 下肢
7. 脊髄損傷
8. 関節リウマチ

● 定価（本体 4,200 円+税）　B5　256頁　2015年　ISBN 978-4-89590-509-1

お求めの三輪書店の出版物が小売書店にない場合は，その書店にご注文ください．お急ぎの場合は直接小社に．

〒113-0033
東京都文京区本郷6-17-9 本郷綱ビル

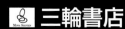
三輪書店

編集●03-3816-7796　FAX 03-3816-7756
販売●03-6801-8357　FAX 03-6801-8352
ホームページ：http://www.miwapubl.com